Carl Spitzweg

LISA SCHIRMER

Carl Spitzweg

E. A. SEEMANN VERLAG

LEIPZIG 1991

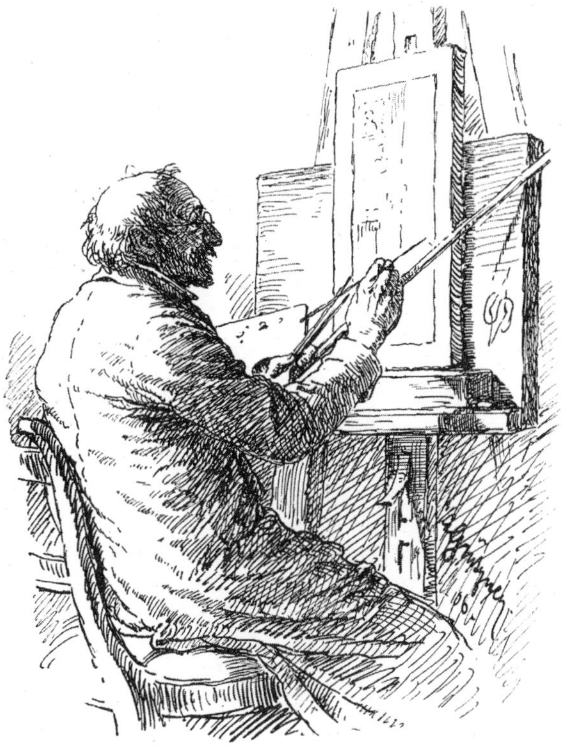

INHALT

Die Anfänge des Malers
5

Der arme Poet
12

Die Jahre des Aufstiegs
16

Reiches Schaffen
23

Zeit der Reife
31

Die späten Bilder
39

Die künstlerische Eigenart Spitzwegs
44

Literaturhinweise
48

Abbildungsverzeichnis
145

Fotonachweis
148

Lisa Schirmer:
Carl Spitzweg / Lisa Schirmer. –
1. Aufl. – Leipzig : E. A. Seemann, 1991. –
148 S. : 107 Abb. (z.T. farb.) ; 30 cm

ISBN 3-363-00515-6

Gestaltung: Bernd Kruhl, Leipzig
Satz und Reproduktion:
Förster & Borries GmbH, Zwickau
Druck und Buchbinderei:
Chemnitzer Verlag und Druck GmbH
Grafische Werke Zwickau
Printed in Germany
Bestell-Nr. 506 014 6

Die Anfänge des Malers

Carl Spitzweg wurde am 5. Februar 1808 in München geboren, und er ist seiner Vaterstadt lebenslang treu geblieben. Hier hat er die zahlreichen kleinformatigen Bilder geschaffen, die ihn so ungewöhnlich populär machten, wobei sein Name vor allem als Inbegriff einer humorvoll-liebenswürdigen Gemütlichkeit Ruhm erlangte. Ja, wer diesen Namen nennt, denkt wohl zuerst unwillkürlich an enge, altväterische Gassen und freundliche Gärtchen, an den ganzen für Spitzweg sprichwörtlichen Zauber kleinstädtischen Daseins. Stimmt diese Vorstellung mit dem Lebenskreis des Malers überein? War München damals noch eine verschlafene, weltabgeschiedene Idylle?

Zwei Jahre vor der Geburt Spitzwegs, im Jahre 1806, hatte der bayerische Kurfürst als König Maximilian I. Joseph den Thron bestiegen, wodurch München zur nunmehr Königlichen Haupt- und Residenzstadt erhoben wurde. Als Bayern 1818 eine Verfassung erhielt, tagte fortan hier der Landtag. Maximilian Joseph regierte bis 1825; sein kunstsinniger Nachfolger Ludwig I., in dessen Regierungszeit die Stadt durch zahlreiche großangelegte Bauten bereichert wurde, ließ es sich vollends angelegen sein, München zur repräsentativen Metropole aufsteigen zu lassen. Seit 1826 gab es hier eine Universität, zwanzig Jahre später hatte die Stadt bereits mehr als 100000 Einwohner. Auch unter Ludwigs Nachfolgern entwickelte sich München immer spürbarer zur Groß- und Weltstadt, die durchaus nichts Krähwinkelhaftes hatte. Und dennoch konnte hier ein Talent wie dasjenige Spitzwegs gedeihen und sogar einem für seine Zeit typischen Grundgefühl gültigen Ausdruck verleihen.

Der Vater des Künstlers, Simon Spitzweg (1776–1828), war einer jener tüchtigen Bürger, die zum Aufblühen des Stadtwesens beitrugen. Er stammte aus dem bayerischen Ort Unterpfaffenhofen und war als Gymnasiast nach München gekommen, wo er seine kaufmännische Ausbildung erhalten hatte. Als Sohn eines Gastwirts und Postmeisters aus einer gut gestellten Familie stammend, unternahm er bereits als Handlungsgehilfe größere Reisen. Im Jahre 1804 wurde er Bürger Münchens. Mit seinem ererbten Vermögen, das durch die im selben Jahr erfolgte Heirat mit Franziska Schmutzer noch vermehrt wurde, gründete er im Zentrum der Stadt eine »Materialwarenhandlung« für den Verkauf und Versand von Tuchen und Spezereien. In den Jahren 1805, 1808 und 1811 gebar ihm seine Frau die Söhne Simon, Carl und Eduard. Offenbar genoß der Vater hohes Ansehen, bald wählte man ihn zum Magistratsrat, und 1818 wurde er in den Landtag berufen. Franziska starb bereits 1819, noch jung an Jahren; wenig später heiratete er deren Schwester Crescenzia.

Als ein Mann von Energie und Weitblick suchte Simon Spitzweg die beruflichen Wege seiner Söhne früh festzulegen: Der älteste sollte, wie er selbst, den Kaufmannsberuf erlernen, der zweite sollte Apotheker und der dritte Arzt werden. So könnten sie sich jederzeit ergänzen – ein Lebensplan, der sich freilich nur zum kleinen Teil verwirklichte.

Immerhin muß unter den Spitzwegs stets ein freundlicher Zusammenhalt geherrscht haben; die Atmosphäre war offenbar anregend, trotz aller Strenge des Vaters. Eine bedeutende Rolle spielten Sprachstudien. Das sollte sich für die Söhne später als besonderer Vorteil erweisen, namentlich auch für Carl: Durch seine Kenntnisse in mehreren Sprachen konnte er sich in der Welt ungezwungen bewegen. Wenn man zudem von dem Witz und dem frischen Temperament des jungen Mannes erfährt, nicht zuletzt anhand seines originellen, von mundartlichen Einwürfen und funkelnden Anspielungen geprägten Briefstils, so wird vollends deutlich, daß er nicht in einer spießbürgerlich verklemmten Enge aufgewachsen ist.

Carl Spitzweg, der später so gänzlich eigene Wege gehen sollte, richtete sich zunächst tatsächlich nach den väterlichen Vorstellungen: Er erlernte, nach dem Besuch eines Münchener Gymnasiums, seit 1825 den Beruf eines Apothekers, und zwar in der »Königlich-Bayerischen Hof- und Leibapotheke« des Dr. Franz Xaver Pettenkofer. Nach Abschluß der Lehre und ersten praktischen Erfahrungen war er 1829 für ein reichliches halbes Jahr an der Löwenapotheke in der kleinen Stadt Straubing als Provisor tätig. Dies war für ihn eine bewegte Zeit, in der er sich als guter Tänzer und sogar als begabter Schauspieler einer Laienbühne hervortat. Anschließend absolvierte er, mit ausgezeichnetem Erfolg, ein zweijähriges Studium der Pharmazie an der Universität seiner Vaterstadt. Danach arbeitete er, bis 1833, nochmals als »Provisor«, das heißt als leitender Apotheker ohne eigenes Unternehmen. Erst zu diesem Zeitpunkt, als Fünfundzwanzigjähriger, folgte er seiner Berufung, gab die pharmazeutische Tätigkeit gänzlich auf und wurde Maler.

Spitzweg war durch sein väterliches Erbe finanziell unabhängig. Dennoch bedeutete der Wechsel in die Künstlerexistenz für ihn ein großes Wagnis. Aufschlußreich für seine Einstellung dazu ist der Umstand, daß er zunächst den Gedanken äußerte, nur bis zum vierzigsten Lebensjahr das Malen als Beruf auszuüben. Er wollte also seine schönsten Jahre nutzen; später war ja notfalls noch Zeit genug, die erlernte Tätigkeit erneut aufzunehmen.

Man darf annehmen, daß eine große, unmittelbar nach dem Pharmaziestudium unternommene Italienreise und eine schwere Krankheit im folgenden Jahr 1833 den jungen Künstler gleichsam innerlich befreit und ihm die Vorstellung genommen haben, sich im »normalen«, gutbürgerlichen Leben bewähren zu müssen. Immerhin hatte sein Vater ihn und die Brüder nicht nur zum Pflichtbewußtsein, sondern auch zur Weltgewandtheit erzogen, was letztlich den weiteren Weg der jungen Leute bestimmte: Simon, der Älteste, war als Kaufmann zeitweilig in Triest und Alexandrien tätig, bevor den Vierundzwanzigjährigen auf einer Geschäftsreise in

Apotheker mit Schürze vor einem Mörser

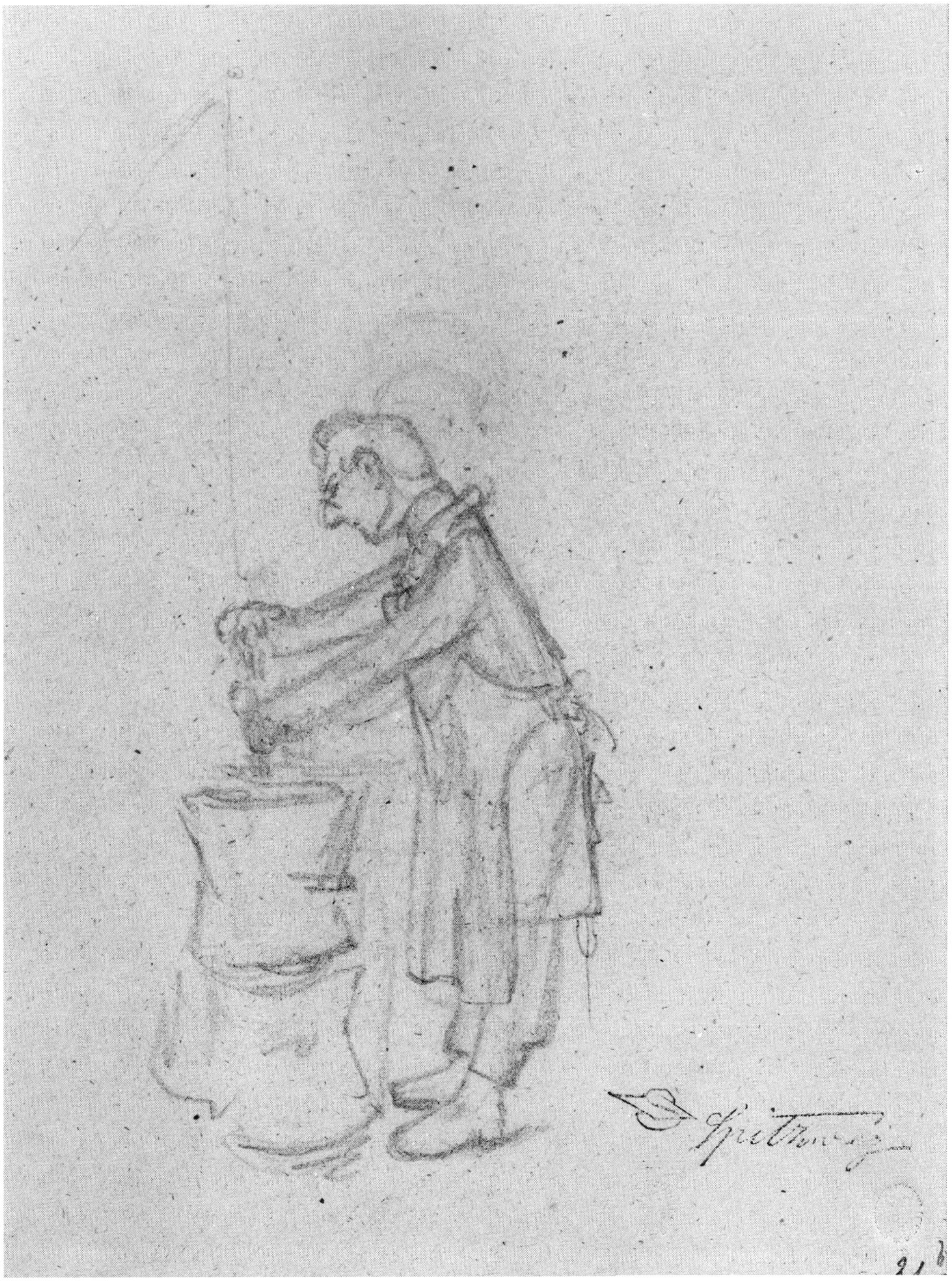

Kairo der Tod ereilte. Eduard, anstelle jenes »vorherbestimmten« Arztberufes ebenfalls zum Kaufmann ausgebildet, arbeitete zunächst – wie Simon – in Triest. 1837 wurde er Leiter der Münchener Musikalienhandlung Aibl, die durch einen später angeschlossenen Verlag im Laufe der Zeit überregionale Bedeutung gewinnen sollte.

Maler mit Lehr-
jungen,
Homo pictor

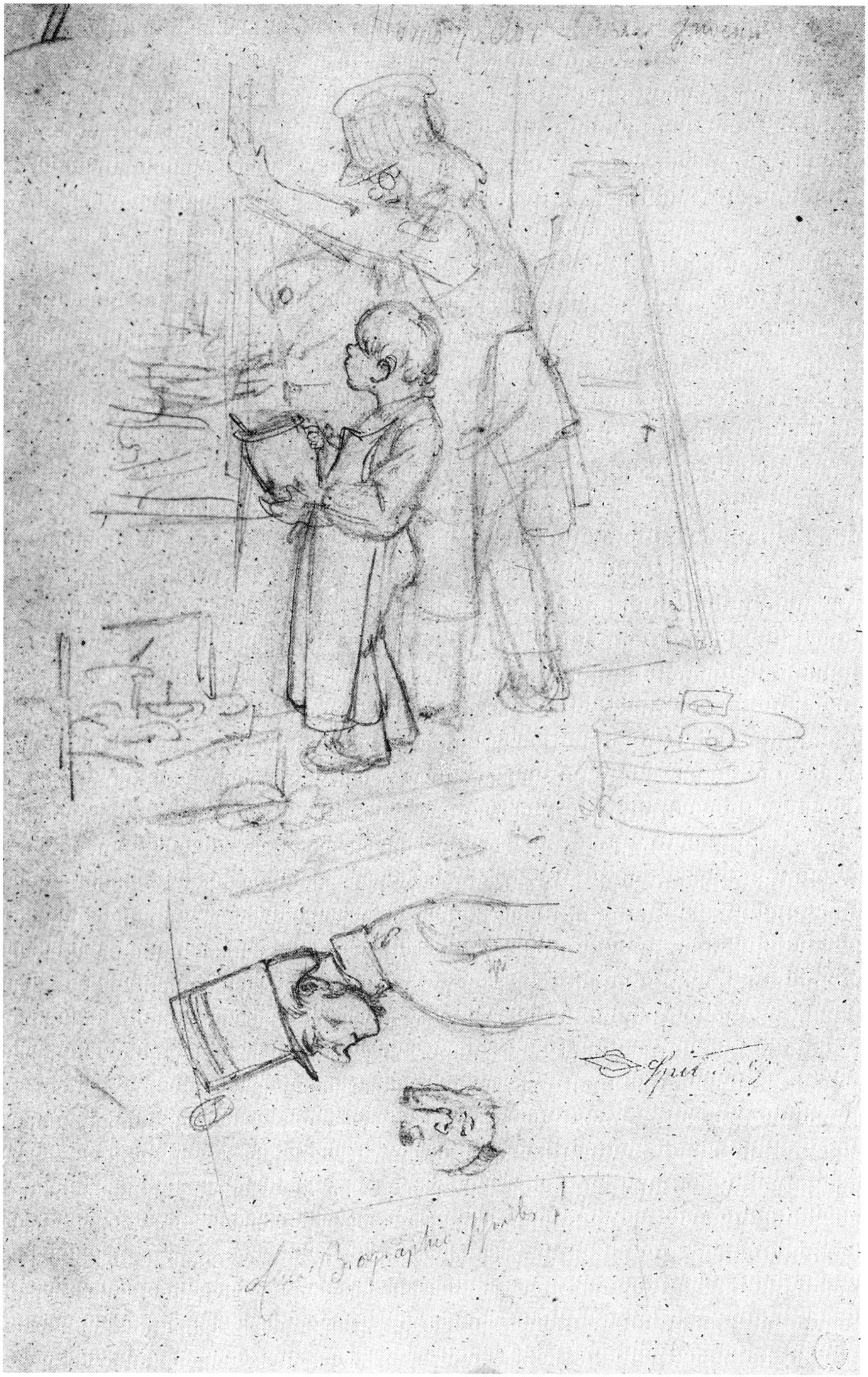

Mit diesem Bruder, der 1884 starb, war Carl Spitzweg lebenslang eng verbunden. Auch der Familie Eduards galt seine Liebe. Er selbst blieb unvermählt, obwohl er sich in seinen Jugendjahren dem schönen Geschlecht durchaus nicht abgeneigt zeigte und überhaupt in keiner Weise ungesellig war.

Daß sich Spitzweg von vornherein der Schwierigkeiten bewußt war, die mit der Kunstausübung auf ihn zukamen, darauf deutet der leidenschaftliche, an Besessenheit grenzende Fleiß, mit dem er sich der Malerei widmete. Später konnte er die Kenntnis solcher Schwierigkeiten mit ironischer Überlegenheit in die gereimten Worte eines »Malergesprächs« mit seinem Freund Moritz von Schwind kleiden: »Ich: O Himmel, ist die Kunst doch schwer! Die Göttin spröd, die dralle! Schwind: Ja, Lieber, wenn so leicht es wär: die Luder malten alle!«

Zu Spitzwegs angeborenem Talent gesellte sich sichtlich schon früh das Verlangen, mit den Mitteln der Kunst wirklich er selbst zu werden und tiefere Sinngebung für sein Leben zu gewinnen. Er mied nicht nur die Ausbildung an der Akademie, sondern bemühte sich auch nicht um andere Lehrer: Er blieb Autodidakt. Die Gefahren kommerziellen künstlerischen Schaffens standen ihm in seiner Vaterstadt München offenbar nur allzu deutlich vor Augen. An der von Peter von Cornelius geleiteten Akademie herrschte in jenen Tagen das Streben nach Bewältigung religiöser, mythologischer oder historischer Themen im Hinblick auf repräsentative, monumentale Aufgaben vor. Die »Fachmaler«, das heißt die realistischen, in biedermeierlicher Bescheidung meist auf bestimmte Genres spezialisierten Künstler, arbeiteten dagegen an kleinen Staffeleibildern für den bürgerlichen Bedarf. Von der Akademie waren sie weitgehend unabhängig, ja, es regte sich unter ihnen eine spöttische Opposition gegen das dort geübte sterile Zeichnen nach Gips, die »Mumienbeschwörung«, und gegen das Ausschalten der Landschaftsmalerei aus dem Lehrbetrieb. Doch auch unter diesen im Kunstverein zusammengeschlossenen Malern mag Spitzweg viel halbherziger Handwerkelei begegnet sein.

Andererseits hatte er das Glück, Künstler kennenzulernen, die dem Anfänger durch ihr Mitstreben und zum Teil durch ihre längere Berufserfahrung wesentliche Anregungen bieten konnten.

Unter ihnen ist zunächst Christian Heinrich Hansonn (1790–1863) zu nennen, der – wesentlich älter als Spitzweg – für diesen anfangs eine Art »Mentor« war. Daneben hat ihm der gleichaltrige Landschafter Bernhard Stange (1807–1880) sicher manchen Hinweis gegeben. Vor allem aber sollte der begabte, um vier Jahre jüngere Freund Eduard Schleich (1812–1874), der sich im weiteren zu einem überragenden Landschaftsmaler heranbildete, Spitzwegs künstlerischen Weg wesentlich mitbestimmen. Noch eine Reihe mehr oder weniger namhafter Maler haben ihm im Laufe seines Lebens nahegestanden; der bedeutendste unter ihnen war Moritz von Schwind (1804–1871), der phantasievolle Schöpfer spätromantischer Märchenszenen. Auch Heinrich Bürkel (1802–1869), ein Meister der Genremalerei, war für ihn wesentlich. Unter den jüngeren Künstlerkollegen seien die Landschafter Friedrich

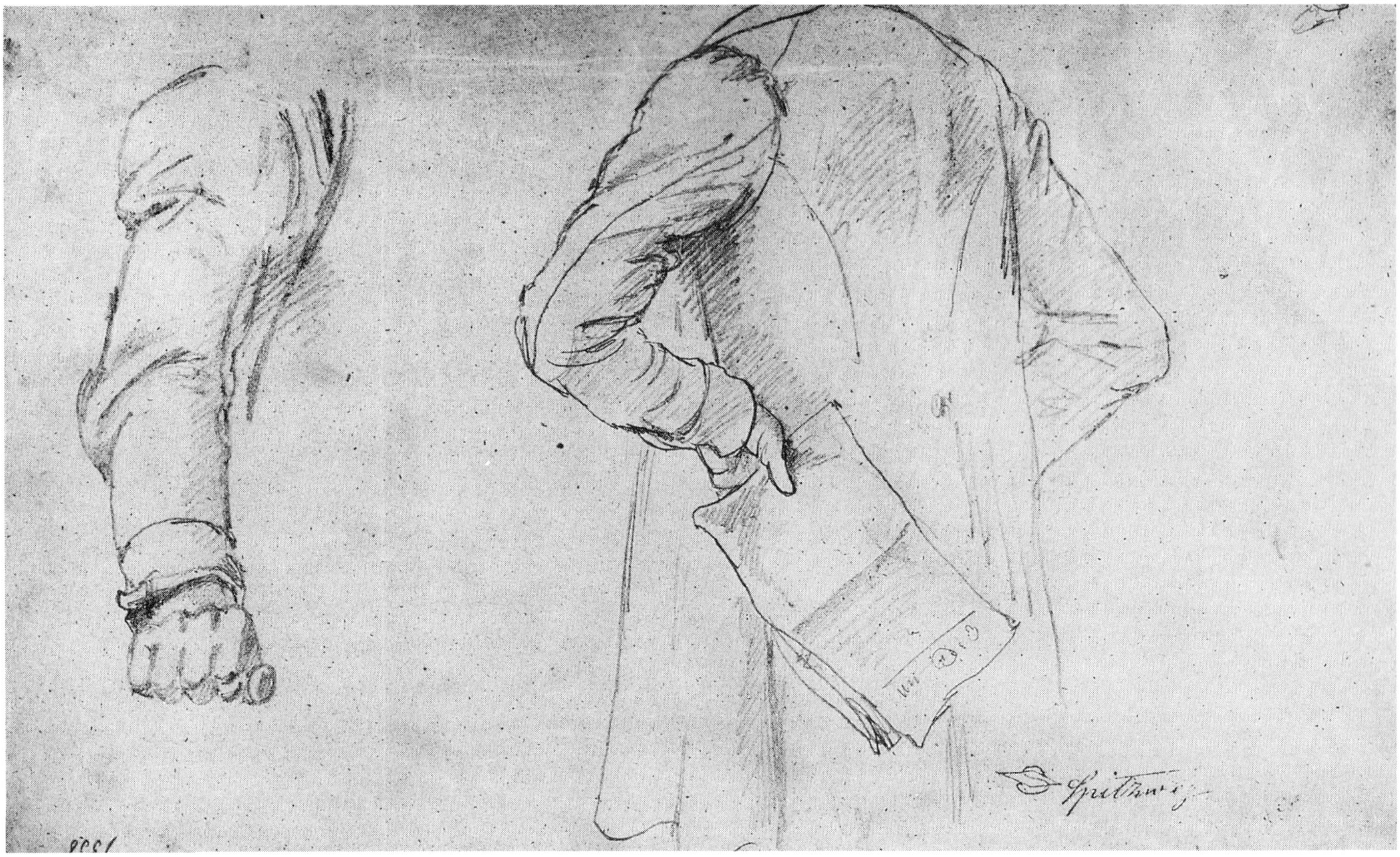

Mann vom Rücken

Voltz (1817–1886) und Dietrich Langko (1819–1896) sowie der sehr viel später geborene virtuose Maler fideler Mönche, Eduard Grützner (1846–1925), hervorgehoben.

Spitzweg entwickelte sich als Künstler geradlinig und folgerichtig; über Jahrzehnte hat er immer wieder ähnliche Sujets aufgegriffen. Von einer mehr zeichnerischen Auffassung gelangte er zu malerischer Freiheit und Lockerheit. Er gestaltete Genreszenen, wobei seine Arbeitsweise dem zeitüblichen Vorgehen entsprach: Man schuf das Bild, ob groß oder klein, im Atelier, zog dabei aber möglichst viel vor der Natur aufgenommenes Studienmaterial heran, um der Darstellung das zu geben, was Thomas Mann später als »Erdenschwere und solide Wirklichkeit« bezeichnet hat. Durch Beobachten, Skizzieren und Ausführen suchte man seinem Werk natürliche Überzeugungskraft zu verleihen. Bei diesem Vorgehen, das im Prinzip schon seit der Renaissance üblich war, gab es unterschiedliche Spielarten, namentlich auch im Deutschland des 19. Jahrhunderts.

Adolph Menzel (1815–1905) etwa, Autodidakt wie Spitzweg und sieben Jahre jünger als dieser, war ein anders geartetes Talent, obwohl seine Werke in manchem denjenigen Spitzwegs ähneln. Viele von Menzels Vorstudien sind auf ein leidenschaftliches, ja manchmal übertriebenes Verlangen nach Wahrheit im Sinne von historischer Glaubwürdigkeit, von Genauigkeit und »Richtigkeit« ausgerichtet. Im

Grunde aber äußerte sich seine Genialität vor allem in der Fähigkeit, einen aus dem Leben gegriffenen Augenblickseindruck bildlich festzuhalten: Mehr und mehr erwiesen sich seine unmittelbar vor der Natur geschaffenen Skizzen und Studien, also die Arbeiten, die für ihn selbst eher »Studienmaterial« waren, als abgeschlossene Leistungen, die zum Teil das im Ausstellungsbild zusammengefaßte Ergebnis seines Wirkens überragen.

Spitzwegs Begabung war dagegen stärker auf die Kraft seiner persönlichen Bildvorstellungen ausgerichtet. Er entwickelte das Bestreben, sich aus der Beobachtung der Wirklichkeit einen realistischen Formenvorrat zu schaffen, der im Dienste dieser seiner Vorstellungen jederzeit für ihn – im vollen Wortsinne – »zur Hand« war. Auch bei ihm ist die Zahl der vor der Natur geschaffenen Studien und Skizzen groß, und es gibt dort viele, zum Teil als abgeschlossene Kunstwerke wirkende Köstlichkeiten von zeichnerischer und malerischer Lebendigkeit zu bewundern: eine Fülle von Landschaften, zart wie Gespinste oder auch mit zupackendem Strich erfaßt, Figurenstudien nach dem Modell, von der Konzentration auf die Details bestimmt, Skizzen von Bewegungen und Physiognomien sowie Kompositions- und Situationsstudien verschiedenster Art. Doch das Besondere an diesen Arbeiten besteht vor allem in der Zwanglosigkeit, mit der sich der Künstler das Gesehene im Hinblick auf die Brauchbarkeit und Überzeugungskraft in seinen Kompositionen anverwandelte. Zur Schaffung einer eigenen Bildwelt mußte ihm eine überzeugende Malerei in Fleisch und Blut übergehen, und die unterschiedlichen Studien, die oft auch als direkte Vorlagen für Bildpartien dienten, bildeten hierzu die Voraussetzung. Im Verlauf der Jahre nahm jedoch das realistische Element seines Schaffens in solchem Maße zu, daß sich schließlich in seinen Landschaften die Grenze zwischen Gemälde und Studie verwischte. Seine Themen entwickelte der Künstler aus eigenen Beobachtungen sowie aus neuen Ideen, die sich für ihn aus der Kenntnis von Bildtypen oder aus seiner vielfältigen Lektüre, etwa Jean Pauls, ergaben.

Der arme Poet

Das früheste bedeutende Meisterwerk Spitzwegs war *Der arme Poet*, ein Gemälde, dessen zweite, bekanntere Fassung er im Jahre 1839 vollendete. Aus demselben Jahr gibt es eine dritte, fast identische Fassung, die hier gezeigt wird. – Das Bild enthält eine ganze Erzählung und in diesem erzählerischen Moment sogleich etwas für Spitzweg Typisches. Jede Einzelheit vermag die Phantasie des Betrachters anzuregen. Der Zylinderhut ist am kalten Ofenrohr aufgehängt. Durch das Fenster werden winterliche Dächer sichtbar. Stiefel und Stiefelknecht liegen unordentlich herum. Das Tintenfaß steht schief, und so gibt es weitere einprägsame Requisiten, wie den aufgespannten Schirm oder die Folianten, die den Poeten verbarrikadieren. Man könnte sich also vorstellen, wie er in seine Dachkammer heimgekehrt ist und sich seiner Ausgehkleidung entledigt hat. Offensichtlich hatte er vergeblich versucht, mit den eigenen, gebündelten Manuskripten – die niemand haben und lesen will –, im Ofen ein bißchen Feuer und Wärme zu erzeugen. Unwillkürlich vergegenwärtigt man sich das Hineinstoßen der Kielfeder in die eingetrocknete Tinte. Nichts ist ausgelassen, um die Unzulänglichkeiten und Tücken dieser sonderbaren Existenz auszumalen. Doch der Betrachter empfindet angesichts solcher »Erzählungen« weder Mitleid noch Schadenfreude. Der Poet, in seinen weißen Kissen sitzend, weckt einfach Erheiterung, freilich eine Erheiterung besonderer Art. Unterschiedliche Gedankenverbindungen sind hier möglich, und dementsprechend ist das Bild auch schon recht verschiedenartig interpretiert worden.

Abbildung 3, 4

Die Szene ist gleichsam durchs Schlüsselloch wahrgenommen, jedenfalls fühlen wir uns nicht als Besucher des Poeten, ja, er würde jeden Gast zweifellos als störend empfinden. Die Welt braucht ihn nicht, er nicht die Welt. Von qualvoller Hervorbringung eines genialen Werkes kann keine Rede sein, eher handelt es sich um einen kindischen Traum: einfach im Bett bleiben, spintisieren und sich um nichts kümmern. Dabei ist der Poet trotz der Widrigkeiten so restlos an seine Tätigkeit hingegeben, daß er alles um sich herum vergißt. Nur der Floh, den er gerade erlegt, vermag ihn abzulenken. Das Versmaß hat er auf der Wand fixiert. Von seinem Tun ist er ganz besessen, mögen dessen Ergebnisse auch wert- und sinnlos sein. Was also den Poeten antreibt, ist seine Versponnenheit, und wenn auf einem der Buchrücken zu lesen steht: *Gradus ad parnassum* (Stufen zum Parnaß), so beweist das nur die ironische – und selbstironische – Distanz, mit der Spitzweg das Ganze betrachtet. – Auf solche Weise genießt der Betrachter die »Erzählung« des Bildes, indem er das Dachkammerdasein für einen Augenblick zum Spaß als absurde Lebensform nachvollzieht und die Liebenswürdigkeit eines bei aller Misere in seiner Weise glücklichen Originals empfindet. Oder ist dieser seltsame Alte, der sich frierend ins Bett verkrochen hat, doch nicht glücklich, wenn er ins Leere zielt und auf Entgegnung verzichtet? Schließlich will er Künstler sein, doch er vermag nichts auszurichten. Für den Betrachter wird jedenfalls, je mehr sich der arme Poet abkapselt, desto spürbarer die Rolle, die das »Draußen« spielt.

Verfolgt der Maler somit die Absicht, Gesellschaftskritik zu üben, wenn er den Gegensatz zwischen uneingeschränkter persönlicher Freiheit und Angewiesensein auf die Mitmenschen so deutlich erlebbar macht? Es ist wohl eher ein Einblick in das Wesen der menschlichen Komödie, den der junge Künstler hier nimmt. Dabei stellt er – offenbar auch mit Bezug auf sich selbst – den zweifelhaften Weg zum Parnaß in Frage. Man kann solche Gedanken weiterführen, doch die vielfältig möglichen Assoziationen relativieren sich dadurch, daß Spitzweg das Beieinander der Gegenstände zur Groteske gestaltete: Er stattete seinen Helden und dessen Lebensraum wie in einer kleinen Theaterszene mit so vielen bewußt gewählten, komisch wirkenden Details aus, daß der Betrachter keinen Augenblick die Tatsächlichkeit der Situation ernst nimmt. Kein Gedanke an eine Dauer dieses Milieus, an lange Tage und Nächte der Not und Vernachlässigung kommt auf.

Doch zugleich verwandelte Spitzweg durch die subtile Malerei sein Sujet in greifbare Realität. Die Komposition gibt das Gerüst: Eine vom Mittelbalken der Kammer ausgehende Vertikale unterteilt die Fläche. Innerhalb der Dachkonstruktion bilden sich aus den Tragbalken und Brettern klare geometrische Formen. Der Winkel des Ofenrohrs, sekundiert von der Ofenkante, wirkt als Verklammerung. Entscheidend aber ist die Lichtwirkung, durch die das differenzierte Kolorit trotz aller zeichnerischen Härte zum Blühen kommt. Die Malerei gewinnt, im Sinne holländischer Meister des 17. Jahrhunderts, stoffliche Überzeugungskraft. So gelingt es ihm, etwas Unwirkliches durch die Realität der malerischen Details greifbar werden zu lassen. Hier feiert also jenes Verfahren der realistisch angereicherten Atelierkomposition unter den Händen des jungen Künstlers einen heiteren Triumph. Durch den Gegensatz zwischen offenkundig ausgedachtem Sujet und realer Darbietung erhält das Bild eine Doppelbödigkeit, die sich wiederum in unterschiedlicher Weise auslegen läßt, nicht zuletzt auch im Sinne jener selbstironischen Andeutungen.

Der *Arme Poet* ist nicht nur eins der populärsten, sondern auch eins der signifikantesten deutschen Gemälde des 19. Jahrhunderts. Wer diesen Poeten einmal mit Bewußtsein gesehen hat, wird seine sonderbare Gestalt nicht vergessen. Dennoch hat das Bild seinerzeit scharfe Kritik erfahren. Der »beabsichtigte Witz« wurde als »stimmungslos und fade« bezeichnet, ja, gleich im Jahre 1839, als es Spitzweg zur Ausstellung im Münchener Kunstverein gab, rief das Gemälde Befremden hervor. Man war sich in der Ablehnung einig und empfand es wohl als Verhöhnung der Dichtkunst. Schon der Umstand, daß Spitzweg hier – im Gegensatz zu der gewohnten, meist auf das Wechselverhältnis mehrerer Personen ausgerichteten erzäh-

Bauernmädchen mit zylinderförmigem Hut und Markttasche

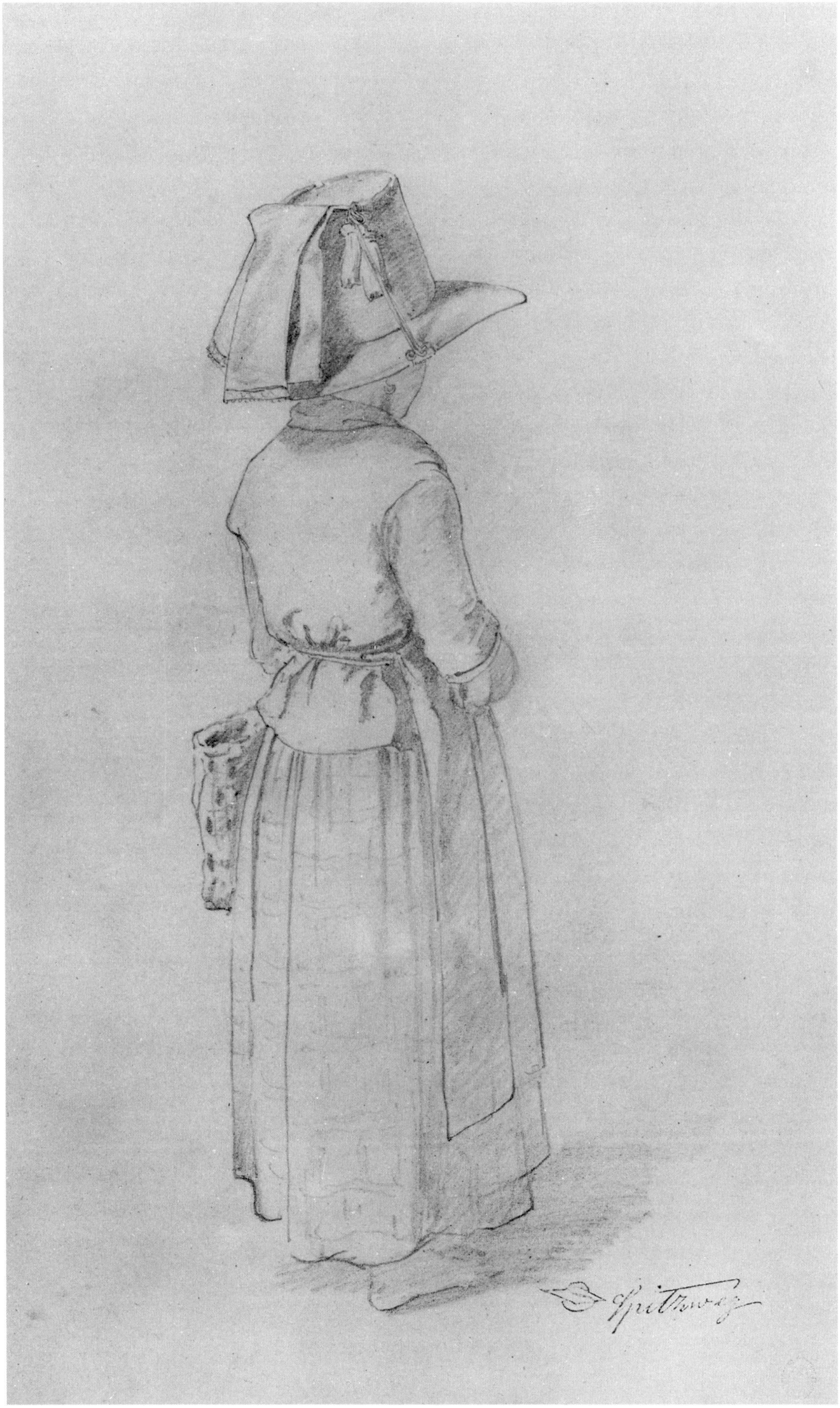

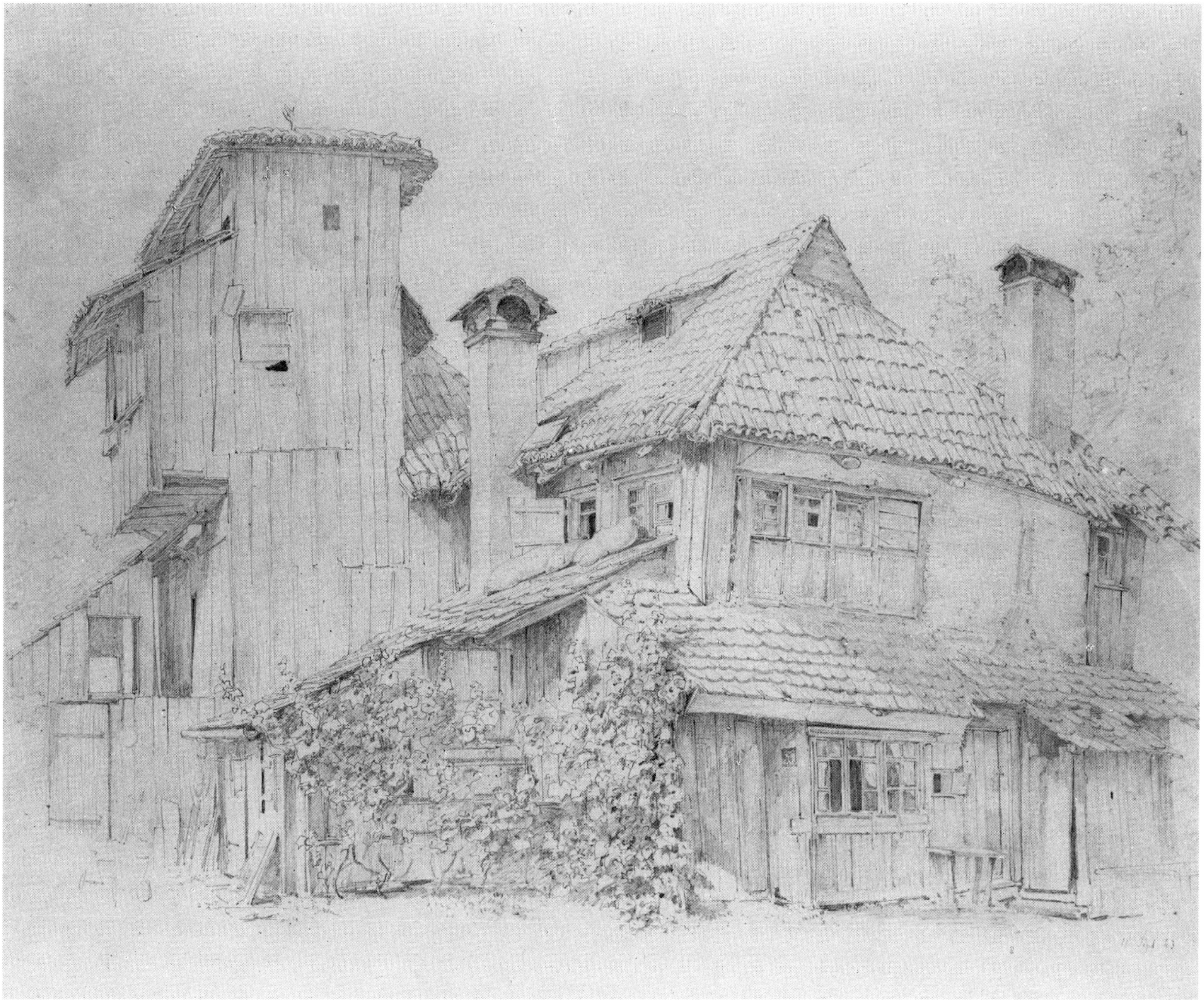

Häuserwinkel

lerischen Genremalerei nur eine einzige Gestalt ins Bild gesetzt hatte, mag damals irritierend gewirkt haben. Diese Vorliebe für Ein-Mann-Szenen, in denen weitere Figuren allenfalls im Hintergrund eine kontrastierende Rolle spielen, sollte sich im Werk des Malers immer wieder zeigen.

Mitglied des 1824 gegründeten Münchener Kunstvereins war Spitzweg 1835 geworden. Seit 1836 stellte er aus, auch in anderen Städten. Es kam zu zahlreichen Verkäufen, die der Maler in einem Verzeichnis festhielt. Allmählich wurden seine Arbeiten bekannt und beliebt. Das Verkaufsverzeichnis spielt für die Datierung seiner Bilder eine Rolle, wie auch das charakteristische Künstlerzeichen Spitzwegs in seinem Wandel Rückschlüsse auf die meist unbestimmte Entstehungszeit der Gemälde zuläßt.

Die Jahre des Aufstiegs

Wenn man die ungefähr 1500 Gemälde Spitzwegs, unabhängig von ihren Entstehungsdaten, bei der Durchsicht des Œuvrekatalogs im Geist an sich vorüberziehen und dabei die nicht durch Figuren bestimmten Landschaftsbilder beiseiteläßt, sieht man sich in eine eigene Welt versetzt. Es ist wie ein in sich abgeschlossenes Welttheater, ein *theatrum mundi*. Ungezählte Gestalten befinden sich auf der kleinen imaginären Bühne. Schulkinder gehen durch den Wald, Sennerinnen sind unterwegs, Spaziergänger durchwandeln das Gelände, auch Sonntagsjäger oder forschende Sammler sind darunter. Die Sonne übergießt das frische Grün mit ihrem Glanz, das helle Gebüsch schimmert vor dunklen Gründen.

Der freien Natur steht das Städtchen mit seinen Bewohnern gegenüber. Jeder geht dem nach, was er für wichtig hält, in den Gassen und auf Plätzen, in den Vorgärten oder in den Räumen der verwinkelten Häuser. Wie auf den Wiesen und Feldern liegt der Sonnenschein auf Fassaden, Dächern und Türmen. Nachts breitet der Mond sein silbernes Licht über die Gebäude und Straßen aus. Eine Scharwache ist unterwegs, Ständchen erklingen. Winter oder Regenzeiten scheint es in dieser fast durchweg freundlichen Welt kaum zu geben. Bei all diesen Bildern besteht ein latentes Spannungsverhältnis zwischen der freien Natur und den engen Behausungen, zwischen draußen und drinnen. Nicht zufällig spielt die Gestalt des Einsiedlers – der beiden Bereichen widerspruchsvoll zugehört – eine besondere Rolle.

Als Meister einer humoristischen Genremalerei hat Spitzweg dies sein »Welttheater« im Laufe langer Jahre errichtet und mit Leben erfüllt. Vom Anliegen her gab es da keine großen Veränderungen, doch andererseits hat sich das Schaffen des Malers so spürbar gewandelt, daß es sich in mehrere Phasen gliedern läßt, wobei die Auslandsreisen der Jahre 1849 bis 1851 eine erste Zäsur bilden.

Diese Reisen brachten ihm neue Anregungen, die das Ausreifen seines Schaffens begünstigten. Überhaupt gewannen Reisen für die Arbeit und das Leben des Künstlers entscheidende Bedeutung. Wie jene ausgiebige, nach dem abgeschlossenen Pharmaziestudium unternommene Italienfahrt von 1832 bei der Veränderung seines Lebensplanes eine wesentliche Rolle gespielt hatte, so unternahm nun der junge Maler auch weiterhin kleine und große Reisen, um immer neue Anregungen zu empfangen, so daß er bei der Arbeit zu Hause aus dem Vollen schöpfen konnte. Fußwanderungen ins Gebirge wechselten mit Fahrten von einer süddeutschen oder österreichischen Stadt in die andere, auch nach Oberitalien dehnten sich die Reisen aus; prachtvolle Landschaften wurden aufgesucht. An mehreren dieser Fahrten beteiligten sich auch andere Maler, insbesondere Schleich, gelegentlich Stange oder Langko; ebenso war Spitzwegs Bruder Eduard wiederholt dabei.

Auf solche Weise prägte sich im Wechsel von münchnerischer Seßhaftigkeit und freiem Schweifen allmählich der besondere Lebensstil des Künstlers aus, bei dem die Arbeitsintensität den heiteren Genuß nicht ausschloß. Häufig war Spitzweg Gast bei den Münchener Künstlertreffs, im Café Scheidel oder im Stubenvoll-Keller. Mit den Kameraden war er hier einbezogen in das Hin und Her der Diskussionen, die zwischen den verschiedenen Gruppierungen ausgetragen wurden. Diese Auseinandersetzungen waren oft von einer polemischen Leidenschaftlichkeit getragen, die heute etwas übertrieben erscheinen mag, haben sich doch manche Gegensätze durch den historischen Abstand verschliffen.

So ist auch die Sensation nur schwer nachvollziehbar, die im Jahre 1841 die Ausstellung zweier großer Historiengemälde der jungen belgischen Maler Gallait und Biefve auslöste: *Die Abdankung Kaiser Karls V.* und *Der Kompromiß des niederländischen Adels zur Abwehr der Inquisition.* Am Beispiel dieser anspruchsvollen Werke konnte man sehen, was Malerei vermochte: den Betrachter mit einer bisher nicht gekannten Unmittelbarkeit leibhaftig in eine historisch konkrete, bedeutsam-dramatische Vergangenheit versetzen. Dagegen mußten die liebenswerten kleinen Genredarstellungen der einheimischen Maler harmlos erscheinen. Doch die große Wirkung eines solchen Ereignisses rief bei Spitzweg – wie bei manchem seiner Freunde – offenbar eher die Gegenwirkung hervor: Er wandte sich immer wieder dem Einfachen, Natürlichen und Naheliegenden zu.

Aus demselben Jahre 1841 stammt das Gemälde *Der Sonntagsspaziergang* – ein größerer Gegensatz zu den Belgiern ist kaum denkbar. Die Damenhüte, von denen einer sogar den Kopf des Kleinkindes verbirgt, hat Spitzweg als Modetorheit sichtlich ausgekostet. Drastischer als durch diese Scheuklappen konnte er die Unfähigkeit der Spießbürger, Schönheiten der Natur zu erleben, nicht zum Ausdruck bringen. Das Familienoberhaupt, das seinem dicken, schwitzenden Körper ohne Rücksicht auf Ästhetik Luft verschafft hat, tut ein übriges, den Eindruck von unfreiwilliger Komik zu verbreiten. *Abbildung 8*

Über die etwa gleichzeitigen biedermeierlichen Humoresken anderer deutscher Maler, wie Hasenclever oder Hosemann, geht das Bild kaum hinaus. Doch für die Entwicklung Spitzwegs zeigt es etwas Neues, das gegenüber dem *Armen Poeten* einen Fortschritt darstellt: Alles ist freier, malerischer behandelt, das Kolorit gewinnt durch die variablen Abstufungen von Gelb, Grün und Blau sowie durch kontrastierende rötliche Töne eine Leuchtkraft, die der Szene Unmittelbarkeit verleiht, obwohl die Kombination von komischer Situation und malerischer Auffassung auch formal einen zwiespältigen Eindruck hinterläßt. Dieser Gegensatz zwischen der erzählerischen Pointe und der malerischen Auffassung findet sich öfter in Spitzwegs Bildern, doch wird er überwunden durch die zunehmende Selbstverständlichkeit bei der Anwendung realistischer Mittel.

Diese sind für sein Werk umso bedeutungsvoller geworden, als er zugleich den Charakter des Theaterhaften im wörtlichen Sinne in viele seiner Gemälde eindringen ließ, freilich auf eine besondere Weise. Ein Beispiel bietet das von seltsam intensivem Licht durchleuchtete Bild *Der Schmetterlingsfänger*, das für heutige Betrachter nicht nur etwas Theatralisches hat, sondern geradezu wie eine Filmszene wirkt, zumal durch die phantastische Verwandlung der Landschaft ins Tropische. Auch die Ratlosigkeit des Schmetterlingsjägers, der in diesem größten Augenblick seines Lebens geblendet dasteht, unfähig, sein Glück mittels seiner alltäglichen Ausrüstung zu erhaschen, ergibt einen solchen Effekt.

Abbildung 6

Abbildung 11

Noch deutlicher kommt das theatralische Element bei dem *Witwer* zum Tragen, einem Bild, von dem hier die skizzenhaftere, wohl spätere Fassung vorgestellt wird. Vor dieser Darstellung hat man in der Tat den Eindruck, ein Vorhang habe sich geöffnet und die Scheinwerfer seien aufgeblendet worden, um den Hauptdarsteller durch einen sanften, aber entschiedenen Lichtkegel hervorzuheben. Der Monolog des Witwers läßt sich leicht rekonstruieren, zumal der dicke alte Mann das Taschentuch zum Abtrocknen der Tränen in der linken und das Medaillon seiner verstorbenen Frau in der rechten Hand hält. Die stutzerhafte Trauerkleidung entspricht der Unfähigkeit, sich beim Vorübergehen der jungen Damen nicht irritieren zu lassen und unpassende Gedanken zu unterdrücken. Den plastischen Figuren auf ihren hohen Podesten wie auch dem Urnenmonument – das in der früheren Fassung fehlt – kommt in dieser Szene ebenfalls eine Bedeutung zu. Doch das Kolorit, das hier bereits eine erstaunlich klangvolle, von bunter Lokalfarbigkeit sich entfernende Tonigkeit zeigt und auch durch die Lockerheit des Farbauftrags jene realistische Überzeugungskraft anschaulich macht, verwandelt alles Kulissenhafte in Natur und Wirklichkeit. Auch die Gefühlswelt des Witwers verrät nichts von theatralischer Veräußerlichung. Wiederum handelt es sich um einen Einblick in die menschliche Komödie, rührend und komisch durch das Offenliegen intimer, verstohlener Gefühle.

Solches treffend beobachtete »Sich-unbeobachtet-Fühlen« gibt es auf vielen Bildern Spitzwegs, und wenn man genauer darauf achtet, wird man dabei auch jenes für die Kunst des Meisters entscheidende Phänomen erfassen, das erst in jüngerer Vergangenheit in seinen vielfältigen Auswirkungen namhaft gemacht worden ist: die besondere Rolle, in die der Künstler den Betrachter hineinmanövriert.

Abbildung 9, 10

In noch verhältnismäßig einfacher Form zeigt sich dieses Phänomen beim *Liebesbrief*. Das junge Mädchen sitzt wohlbehütet hinter der hohen Mauer, die sie von der Außenwelt trennt. Es hat den Anschein, als sei hier auf den bei spätmittelalterlichen Mariendarstellungen so bedeutsamen »abgeschlossenen Garten«, den stillen, die Unberührtheit der Jungfrau bezeugenden »hortus conclusus«, angespielt. Bemerkenswert sind dabei die Lilien, die auf jenen alten Bildern in ähnlicher Weise der Gestalt Mariens zugeordnet sind, um deren Keuschheit zu versinnbildlichen. Umso witziger wirkt auf dem *Liebesbrief*-Gemälde das Erscheinen des jugendlichen Liebesboten, der vor Aufregung seine törichten blauen Augen weit aufgerissen hat. Er kann nicht wissen, daß die Alte, die auf das Mädchen aufpaßt, soeben ein wenig eingenickt ist. Die junge Dame mit dem reizenden, schlanken Nacken hat ihrerseits die Handarbeit zur Seite gestellt, um gerade in einem Büchlein zu lesen – auch dies eine Assoziation zu mittelalterlichen Mariendarstellungen und insbesondere zu Bildern der Verkündigung, auf denen die Gottesmutter beim Lesen durch die himmlische Botschaft von der bevorstehenden Christgeburt überrascht wird. Das Mädchen dagegen, höchst irdisch am Erhalt der süßen Nachricht interessiert, versucht durch Zeichengebung ein unauffällig-stilles Gelingen der Briefübergabe zu erreichen, wobei sie sich offensichtlich von Argusaugen unbeobachtet fühlt. Doch diese sind trotzdem da: beim Betrachter, als dem einzigen, der die ganze kleine Aktion mit ihren Gefahren und Freuden als Nichtbeteiligter in günstiger Position überblickt.

Studie zu dem Gemälde »Der Liebesbrief«

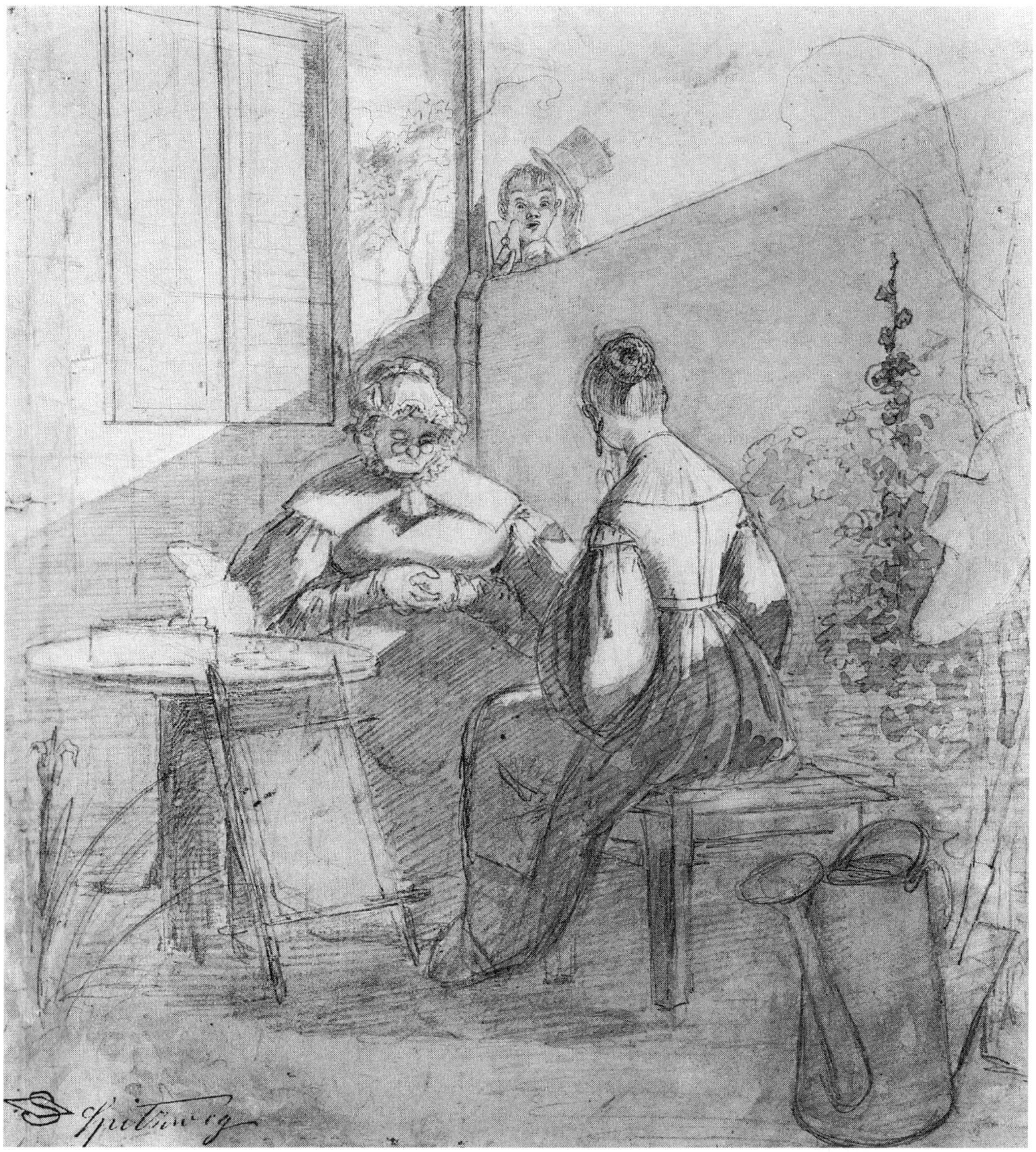

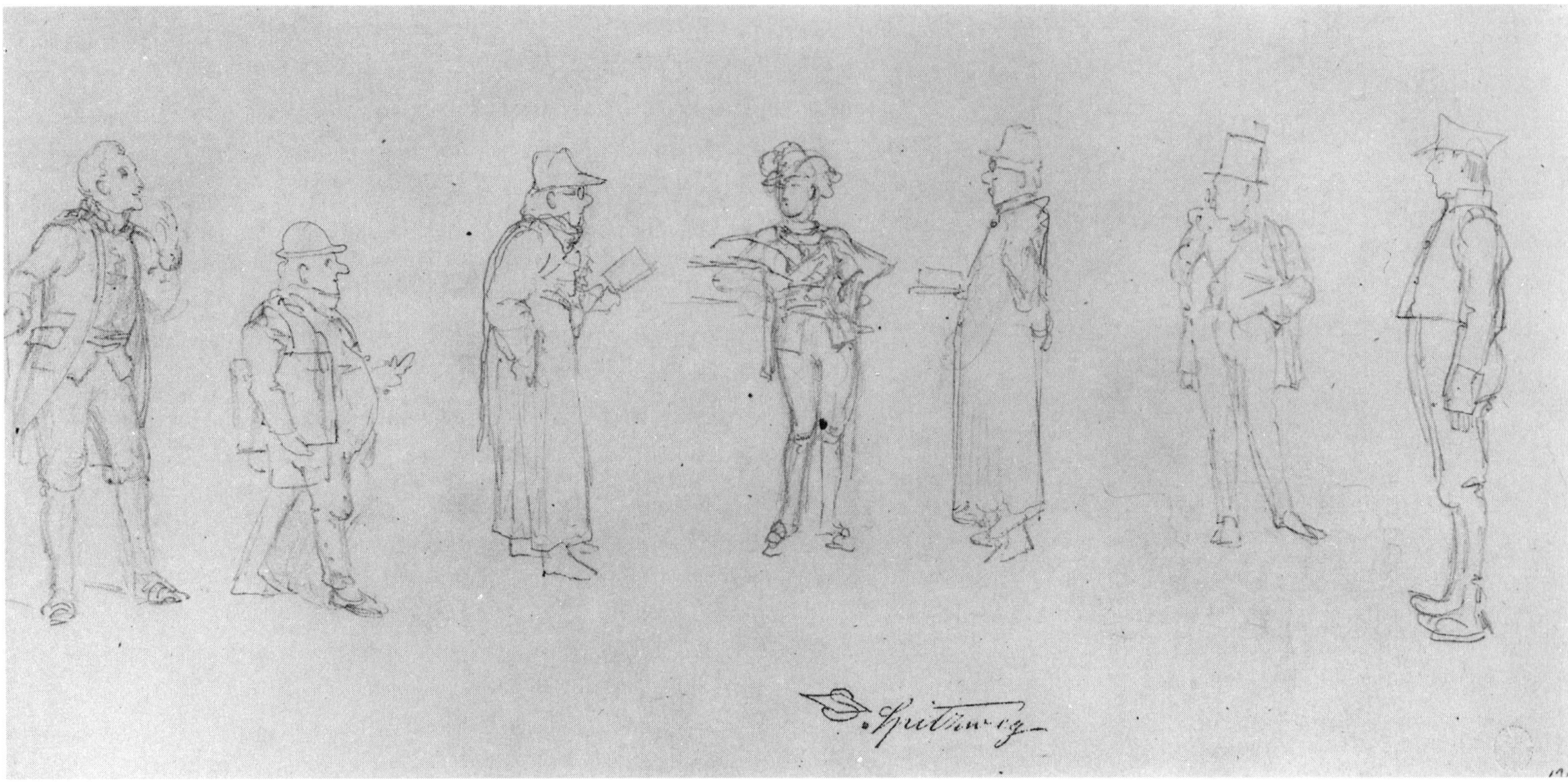

Sieben humoristische Figuren

Treffend erfaßt ist die frontal sitzende Alte, die unmerklich im Schlummer ein wenig in sich zusammengesackt ist. Im Gegensatz dazu stehen die Aktivität des Jünglings und die umsichtige Gewandtheit des Mädchens. Auch kompositorisch ist diese Dreiheit geschickt ausgespielt, wobei die große, halb abgewinkelte und dadurch gleichsam überspannte Diagonale von Mauer und Schlagschatten zusammenfassend wirkt, zugleich aber das »innen« von der Außenwelt abtrennt. Spitzweg entwikkelte im Laufe seiner künstlerischen Arbeit eine große Vorliebe für solche diagonalen Schlagschatten, die zur räumlich-kompositorischen Klarheit beitragen. Auf dem *Liebesbrief*-Gemälde erscheint der Schatten noch etwas undifferenziert; in weiteren Bildern hat der Maler ihn dann immer feinfühliger variiert.

Mit einem für den Künstler typischen Farbenschmelz leuchtet im Sonnenlicht die Hausfassade auf, wobei der warme, helle Ton der Mauer in den vom Streiflicht berührten Partien wiederaufgenommen und abgewandelt wird. Durch diese Tendenz, Lichtwirkungen mit einer geradezu augentäuschenden Unmittelbarkeit festzuhalten, namentlich auf Wandflächen, verstärkte der Künstler die realistische Überzeugungskraft seiner Gemälde. Zugleich zeigt der *Liebesbrief* bewußt gesetzte farbige Akzente. Man sehe insbesondere das Spiel und Gegenspiel der diagonal verteilten Blautöne von Zylinder und Handarbeitsrahmen: Es ist, als würde auf solche Weise die Malerei selbst pointiert, gleichsam als Gegengewicht zur erzählerischen Pointe.

Abbildung 7

Vergleicht man mit diesem Gemälde das Bild *Der kurzsichtige Liebhaber*, so wird die malerische Frische des *Liebesbriefes* deutlich: Die drastische, ein wenig an den Haaren herbeigezogene Geschichte von dem dicken alten Herrn, der vor einer

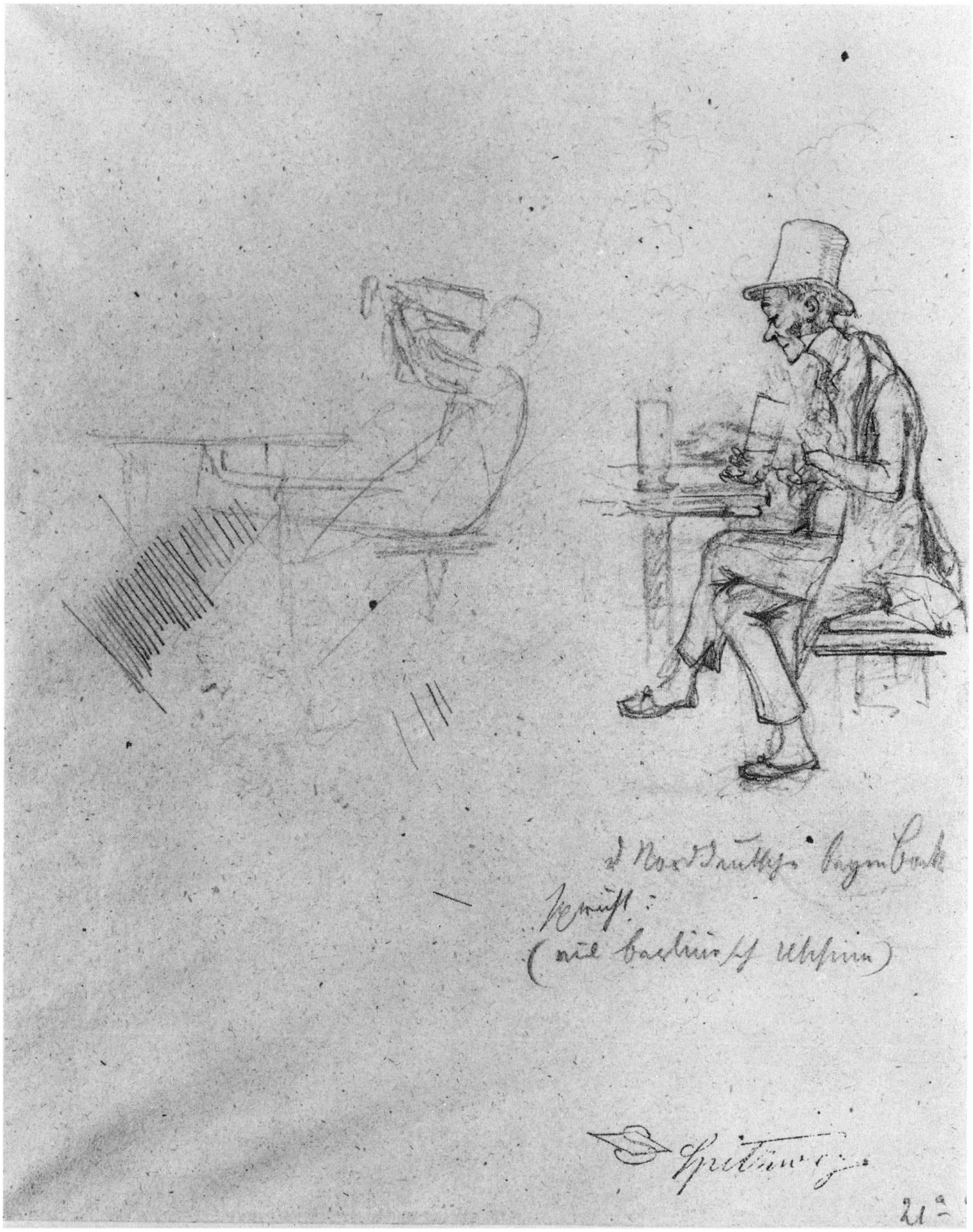

Zwei Norddeutsche beym Bock

Attrappe in die Knie sinkt, ist lustig referiert und in einem rein illustrativen Sinne ausgeschmückt. Doch handelt es sich bei diesem Gemälde nicht eher um eine Karikatur, die als Zeichnung ihren Zweck besser erfüllt hätte?

Tatsächlich hat sich der junge Spitzweg seit 1844 auch als Karikaturenzeichner für die damals neu gegründeten Münchener »Fliegenden Blätter« betätigt, an deren Entstehen und Gedeihen er regen Anteil nahm. Besonders interessant ist eine Folge von Karikaturen, die unter dem Titel »Freikorps-Wachstubenfliegen« im Revolutionsjahr 1848 entstanden und herauskamen. Spitzweg, der dann selbst dem Münchener Künstler-Freikorps beitrat, nahm in diesen Blättern die Ausbildung denkbar ungeeigneter Bürgertypen im Waffenhandwerk aufs Korn. Als grotesk übersteigernder Karikaturenzeichner, der sich auf seine Weise politisch engagierte, hat er an französische Vorbilder angeknüpft.

Im Herbst desselben Jahres 1848 reiste Spitzweg erstmals in den fränkischen Ort Pommersfelden, zwischen Bamberg und Erlangen gelegen. Er fuhr mit seinem Freund Eduard Schleich, und für beide wurde die Gegend mit dem Schönbornschen Schloß zu einer Offenbarung. Im folgenden Jahr verbrachten sie dort viele Monate, um dann auch weiterhin, zum Teil einzeln oder auch mit anderen Malern, diese schöne Gegend aufzusuchen. Es war nicht nur die Eigenart der Landschaft, die sie nach Pommersfelden zog, sondern vor allem die Schönbornsche Gemäldesammlung mit ihren Meisterwerken des 16. bis 18. Jahrhunderts. Spitzweg versenkte sich in das Studium dieser Werke, eine Reihe von ihnen hat er kopiert. Überhaupt gibt es eine ganze Anzahl von Kopien seiner Hand, darunter nach Bildern von Rembrandt, Ostade, Rubens, Veronese und Tintoretto.

Reiches Schaffen

Im Werdegang jedes Künstlers spielen die Vorbilder, von denen ausgehend er sein Werk vorantreibt, eine entscheidende Rolle, insbesondere natürlich in den Anfängen. Bei Spitzweg kann man solche anfänglichen Vorbilder kaum namhaft machen. Die Kameraden, die ihn in seinen malerischen »Lehrjahren« berieten, waren in ihrem eigenen Schaffen nicht eben sehr individuell geprägt – mit Ausnahme von Eduard Schleich, der aber jünger als Spitzweg war und zudem in seinen Anfängen ebenfalls künstlerisch noch wenig Eigenart besaß. Und so sehr Spitzweg sich von den Leistungen einzelner damals berühmter Maler beeindruckt zeigte, so lassen sich in seinen frühen Arbeiten keine Anzeichen solcher direkter Inspiration finden. Er ging offenbar einfach von den für ihn nächstliegenden Anknüpfungspunkten aus, die ihm die liebenswürdig-säuberliche Münchener Genremalerei ganz allgemein bot. Diese bezog sich letztlich auf die holländischen Spezialisten des 17. Jahrhunderts, wobei noch jene aus Klassizismus und Zopfstil ererbte Strenge und zeichnerische Klarheit mitsprach, die für die Malerei des Biedermeier insgesamt typisch war. Hinzu kam für das humoristische Genre eine im wesentlichen von dem Engländer William Hogarth (1697–1764) ausgehende Tradition. Doch wie ein Hauptmeister der Münchener Malerei, Wilhelm von Kobell (1766–1853), seinen jungen Kollegen riet, die Natur selbst als Akademie und Lehrmeisterin zu wählen, so erwiesen sich jene künstlerischen »Modelle« für Spitzweg als tragfähig genug, im Sinne solcher sehr allgemeinen Vorstellungen von »Natur« als Maler wirklich voranzukommen. Jetzt aber, um 1850, fand der nunmehr im reifen Mannesalter stehende Künstler, wenn sich auch grundlegend nichts für ihn änderte, neue Anregungen im Ausland.

Im September 1849 fuhr Spitzweg nach Prag. Nachdem er bereits in München den jungen Josef Mánes (1820–1871) kennengelernt hatte, knüpfte er nun noch weitere Verbindungen zu tschechischen Malern, namentlich zu Josef Navrátil (1798 bis 1865) und August Piepenhagen (1791–1868). Diese Prager Künstlerkollegen arbeiteten, besonders bei den vorbereitenden zeichnerischen Studien, in einer Weise, die Spitzweg als verwandt empfinden konnte. Im Koloristischen und Maltechnischen hatten sie ihm jedoch manche moderne Errungenschaft voraus: das bewußte Vorgehen beim Vergleichen von Tönen und Nebentönen sowie die Variabilität der Malmaterie, von tintenartiger Konsistenz bis hin zur dick und mehrschichtig aufgetragenen Farbmasse.

Anregungen zu einer frischen, schimmernden Maltechnik, wie sie in Venedig traditionell gepflegt wurde, mag Spitzweg auch auf der im folgenden Jahr 1850 unternommenen Fahrt in die berühmte, ihm schon von früheren Reisen her bekannte Lagunenstadt gesucht haben. Wesentlicher aber wurde für ihn die Auslandsreise, die er im Jahre 1851 unternahm. Zunächst fuhr er mit seinem Bruder Eduard und mit Schleich nach Paris, wo er sich drei Wochen aufhielt. Danach verbrachte er, angezogen von der Weltausstellung, mit Schleich noch eine reichliche Woche in London, um im weiteren verschiedene belgische Städte zu besuchen.

Auf dieser Reise hat er sich mit Anregungen vollgesogen; vor allem sah er in der französischen Hauptstadt neben zahlreichen öffentlichen und privaten Sammlungen die große Pariser Kunstausstellung, auf der die damals neuesten Tendenzen der französischen Malerei versammelt waren. Insbesondere haben ihn die sogenannte »Schule von Barbizon«, Courbet und Delacroix beeindruckt. Bei den Barbizon-Meistern, so genannt nach einem Dorf in den Wäldern nahe bei Fontainebleau, in denen sie sich der Freilicht-Malerei widmeten, imponierte ihm offenkundig am meisten die leichte, einschmeichelnde Technik des gleichaltrigen Narcisse Diaz de la Peña (1808–1876), mit der dieser Erfolgskünstler Effekte funkelnden Sonnenlichts überzeugend zu suggerieren verstand. Auch das Geschick dieses Malers, Natureindrücke kompositorisch zu arrangieren und mit figürlicher Staffage zu versehen, beeindruckte Spitzweg. Was Eugène Delacroix (1798–1863) betrifft, so verwies die Genialität dieses Hauptmeisters der französischen Romantik den Münchener Maler auf die eigenen Grenzen. Dennoch wirkte der Eindruck, wie ein Fernziel, in ihm fort. Überhaupt ist bemerkenswert, mit welcher Sicherheit Spitzweg immer nur diejenigen Anregungen aufnahm, die seine Bildorganismen jeweils ohne Schwierigkeiten assimilieren konnten. Das trifft auch auf das zeitliche Wirken jener Einflüsse zu: Geduldig ließ er die Saat neuer Erkenntnisse aufgehen und fuhr im übrigen unbeirrt in seiner Arbeit fort.

Spitzwegs Schaffen gleicht einem einheitlichen, mit großer Kontinuität sich fortbewegenden Strom. Dabei fällt jedoch die Unterschiedlichkeit mancher etwa gleichzeitiger Bilder auf. Freilich bleiben die Datierungen, trotz des vom Künstler geführten Verkaufsverzeichnisses, oft unbestimmt, da er nicht die Gewohnheit hatte, seine Werke mit Jahreszahlen zu versehen, da er außerdem manches Motiv variierend wiederholte und im übrigen zweifellos an manchem Gemälde in längeren Zeitabständen arbeitete. So ist zum Beispiel nicht bekannt, ob die *Straße in Venedig*, die in ihrem Farbenschmelz, in der Klarheit der Komposition und in der großzügigen malerischen Behandlung eine erstaunliche Reife zeigt, im Anschluß an die Italienreise des Jahres 1850 oder später entstanden ist.

Abbildung 29

Abbildung 14

Der zu Anfang der fünfziger Jahre gemalte *Bücherwurm* wirkt daneben geradezu altmeisterlich. Namentlich die Buchrücken erinnern an ähnliche Details auf holländischen Bildern des 17. Jahrhunderts. Das Gemälde, eine der für Spitzweg besonders typischen Darstellungen einer kauzigen männlichen Einzelfigur, kommt an Popularität fast dem *Armen Poeten* gleich. Spitzweg gab hier einen Menschentyp wieder, wie man ihn in Bibliotheken manchmal noch heute erleben kann: besessen von der

Studienblatt mit Tänzerin

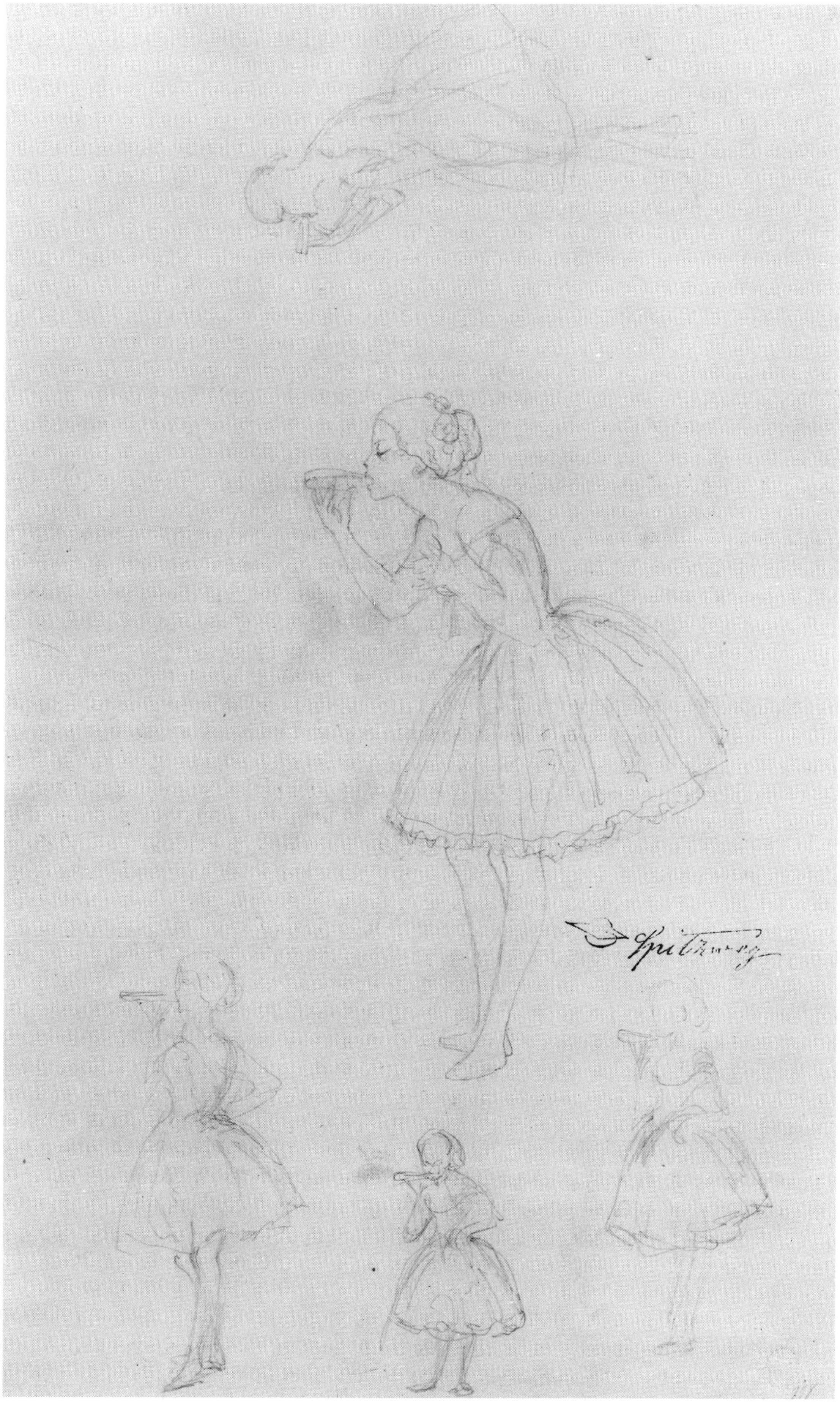

Welt der Bücher, unermüdlich im Suchen und Finden, vom Hundertsten ins Tausendste kommend und immer von neuem selbstvergessen in dieser Endlosigkeit sich ergehend. Wie beim *Armen Poeten* ist auch hier die Tatsächlichkeit der Situation ausgeschlossen: Vier Bücher auf diese Weise aus Regalen zu nehmen und gleichzeitig, teils aufgeschlagen, zu halten, ist vollkommen absurd. Zudem versetzt die seltsame »Scheinwerfer«-Beleuchtung den hingebungsvollen, in seiner Lesewonne ein wenig stupide wirkenden Alten in ein imaginäres Reich. In welcher Höhe sich der Büchernarr befindet und wo die aus dunkler Tiefe aufsteigende Trittleiter eigentlich steht, bleibt ungewiß. Der Effekt des Unbestimmten wird noch dadurch verstärkt, daß nur ein kleiner Ausschnitt des Raumes gegeben ist, dessen Größe man somit nicht abschätzen kann. Am merkwürdigsten aber erscheint der Umstand, daß sich der Betrachter selbst in die Höhe gehoben fühlt, ohne andererseits die einsame Abgeschiedenheit des Bücherwurmes im mindesten zu stören. Die Konfrontation mit dem »erleuchteten« Sonderling gewinnt dadurch eine seltsame Faszination.

Abbildung 21

Auch beim *Ständchen* ist ein Mann auf eine Leiter gestiegen, deren Höhe hier noch viel beträchtlicher, aber ebenfalls nicht abzusehen ist. Auch in diesem Falle sieht sich der Betrachter nach oben versetzt, sogar in luftige Regionen, dem Helden des Bildes sehr nahe. Doch wie anders sind Situation und Ausdruck, nicht nur weil es beim *Bücherwurm* um ein Drinnen, hier um ein Draußen geht! Es erweist sich, daß Spitzweg bei seinen einzelnen Themen recht unterschiedliche Assoziationen zu wecken vermag.

Durch das nächtliche Licht und die übergängigen Farbtöne entsteht eine fahle, fast unheimliche Stimmung. Was unternimmt dieser sonderbare Mensch? Spielt er Geige? Keineswegs, er hält Instrument und Bogen nur zum Spiel bereit. Offenbar kämpft er gegen seine Aufregung, denn er ist dabei, ein widersinniges Abenteuer zu begehen; noch hat er nach seinem halsbrecherischen Aufstieg keinen festen Stand gefunden. Klopft sein Herz aus Liebe zu der Dame, die hinter dem als Lichtstreif sich abzeichnenden Fenster zu vermuten ist? Man hat eher den Eindruck, daß der Mann, der durch Schirmmütze und heraushängendes Sacktuch einem komischen Vogel gleicht, mit einem gewissen Starrsinn etwas Absurdes unternehmen will, vielleicht um seine Einsamkeit um jeden Preis zu durchbrechen. Wiederum handelt es sich um die »Beobachtung eines unbeobachteten Augenblicks«, der seine Tragikomik enthüllt. Die Tragik freilich überwiegt hier.

Auch die anderen Sonderlinge Spitzwegs haben ihre seltsamen Eigenheiten, sei es daß der Kaktusfreund in seiner Idylle so gut gedeiht wie sein Schützling, dem er liebevoll »ins Auge« blickt, sei es daß der alte Pfarrer über der Lektüre eines Briefes alles andere vergißt und selbst den kleinen Gast auf seinem Frühstückstisch nicht wahrnimmt.

Abbildung 18, 19

In Ausnahmefällen treffen zwei solcher alten Käuze auf einem Bild zusammen, wie es bei den *Jugendfreunden* der Fall ist. Diese beiden alten Herren sind offenbar recht unterschiedliche Eigenbrötler, doch beide zeigen die beste Absicht, im Sinne uralter Freundschaft Gemeinsamkeit zu pflegen. Wird ihnen das gelingen? Es bleibt offen. Die große Agavenpflanze, die beide verbindet und zugleich trennt, hat Blätter, die umschlingenden Bändern, aber auch spitzen Waffen gleichen. – In besonderem Maße wird hier die Assoziation zu einem Theaterauftritt geweckt, mit seitlich begrenzter Bühne und effektvoller Ausleuchtung. Es könnte sich um die erste Szene eines Lustspiels mit allerhand grotesken Zwischenfällen handeln; man hört förmlich die Stimmen der beiden Hauptdarsteller.

Das Bild ist mit wohlausgewogenen Kontrasten komponiert. Die Blätter von Bäumen und Buschwerk ergeben eine runde Umrahmung. Die durch die Hauskante, die Gartenmauer und den Zaun gebildeten Unterteilungen gliedern Raum und Situation. Vor der großen, sonnenhellen Fläche des Hauses steht erhöht die dunkle Silhouette des Gastgebers, während der offenbar weitgereiste Ankömmling hell vor dunklerem Grund plaziert ist. Über seiner Gestalt bilden die Bäume eine Art »Ehrenpforte«, hinter der im sommerlichen Dunst das Städtchen erscheint. Einschmeichelnde Farben verbinden sich zu einem vollen Klang, in dem einzelne Akzente aufleuchten.

Trotz aller kompositorischen Strenge ist der Maler auch hier erzählfreudig, ja, das Bild hat etwas Illustratives. Doch darüber hinaus geht ein merkwürdiges Fluidum von ihm aus: Der Künstler versetzt sich und den Betrachter in eine beschauliche, kleinstädtisch ländliche Atmosphäre. Hier hat alles den liebenswerten Hauch der Idylle. Das Gemälde wird so zum Inbegriff der »guten alten Zeit«, wobei die Farbgebung durch ihre Überzeugungskraft das Glück zurückgerufener Vergangenheit vollkommen macht. Wer diese greifbare Gegenständlichkeit sieht, vergißt gänzlich, daß es die »gute alte Zeit« in dieser Form nie gegeben hat.

Was mag Spitzweg zu einer solchen »Idealisierung« veranlaßt haben? War es einfach das Wechselverhältnis zwischen Heimat und weiter Welt, zwischen Zuhausebleiben und Reisen, das er als großen, Vergangenheit und Gegenwart verbindenden Reiz des Daseins feiern wollte? Welche Vorstellungen auch immer hier mitgesprochen haben – Spitzweg kleidete sie in humoristische Skepsis ein: Die beiden alten Herren machen sich, wenn sie einander sehen, bei aller Freude offenkundig jeweils ihre eigenen Gedanken. Durch solche Zurücknahme entgeht der Künstler sentimentaler Direktheit.

Sieht man neben diesem Bild die etwa gleichzeitige Skizze mit den *Italienischen Straßensängern*, so will man kaum glauben, daß sie von demselben Maler stammt. *Abbildung 32* Das Gemälde vermittelt einen Eindruck von der Technik Spitzwegs. Es handelt sich um eine Impression, die sich auf dem bräunlichen Grund aus wenigen Linien und Farbflecken formt und eine so hinreißende Unmittelbarkeit erreicht, daß sie den Vergleich mit Werken großer französischer Meister nicht zu scheuen braucht. Mit köstlicher Drastik ist der plärrende Gesang, verbunden mit dem Schlagen in die Saiten, erfaßt. Auf der Hausfläche im Hintergrund flimmert das Licht. Im oberen Bildteil ergibt sich eine stimmige Klarheit der Flächen und Restflächen, neben denen

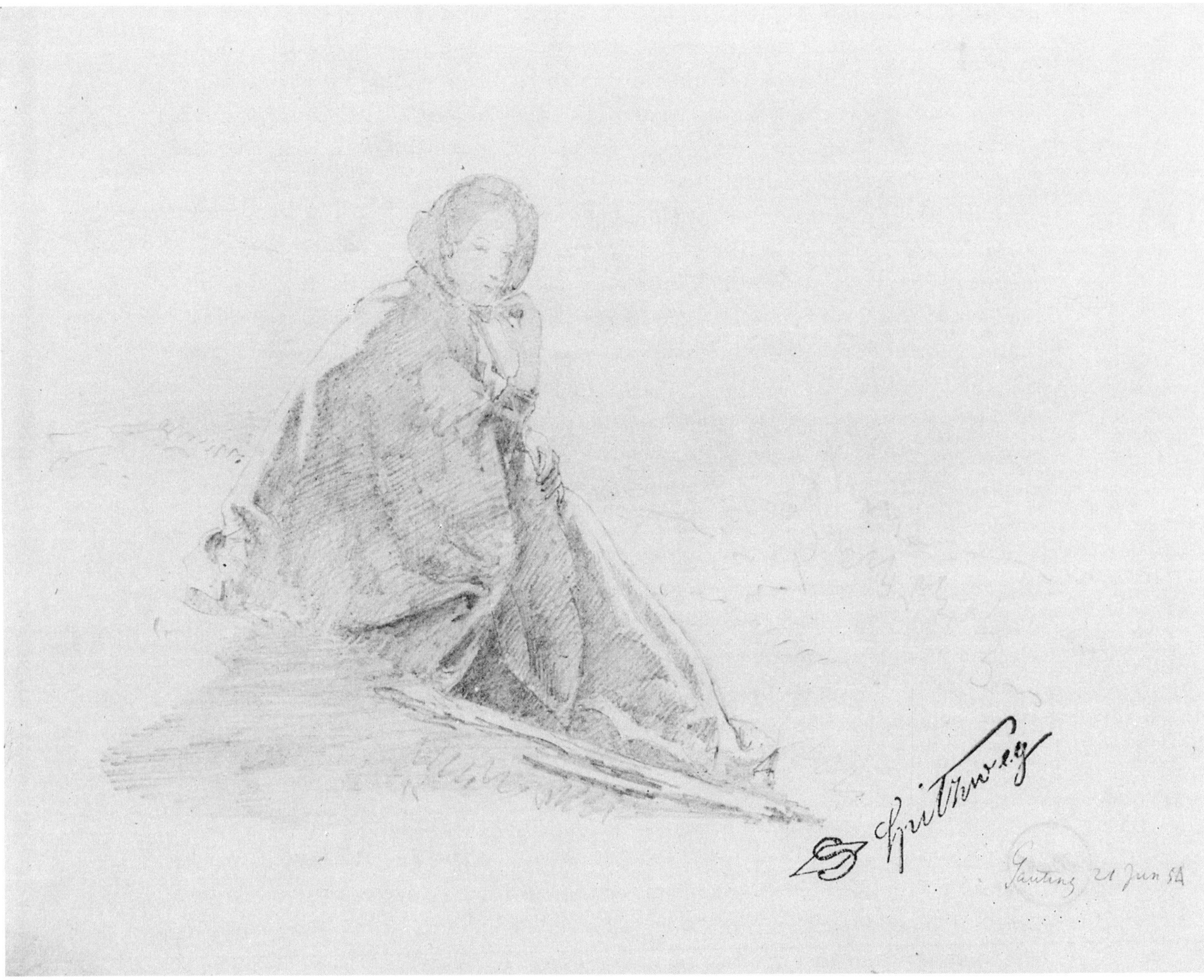

Junge Frau im Reisemantel

die mit sicheren Strichen hingeworfenen Figuren desto lebendiger wirken. – Daß Spitzweg eine »moderne« Lockerheit nach französischem Vorbild bewußt angestrebt hat, beweist unter anderem eine in Pommersfelden geschaffene Kopie nach *Abbildung 33* einem 1853 entstandenen Bild von Eugène Isabey (1803–1886), die durch ihre subtile Farbigkeit und die freie Malweise eine lebendige atmosphärische Ausstrahlung gewinnt.

Ein Meisterwerk der späten fünfziger Jahre, ja, eins der »klassischen« Spitzweg-*Abbildung 24* Bilder überhaupt ist *Der Briefbote im Rosenthal*. Der Künstler vermochte nun alle kompositorischen und koloristischen Register zu ziehen, um eine heitere Situation von großem optischem Reiz zu vergegenwärtigen. Die beiderseits geschlossene, bewußt ausgeleuchtete Bildbühne führt in die tiefer gelegene, enge Schlucht einer

Gasse, die wie abgeriegelt erscheint. Durch geschickte Lichtführung schuf der Maler vor dieser Dunkelheit in den verschiedenen Schichten des verschachtelten Raumgebildes eine gleichsam durchsichtige Klarheit, wobei der dominierende diagonale Schlagschatten, jenes für Spitzweg typische Bildmittel, ebenso entschieden wie differenziert eingesetzt ist. Allenthalben sorgen Halbschatten und im Widerschein aufgehellte Flächen für räumliche Übersichtlichkeit.

Was Spitzweg hier dem Betrachter darbietet, ist nun vollends das Konzentrat einer nicht nur für diesen, sondern auch für ihn selbst nicht mehr gegenwärtigen Kleinstadtpoesie. Mag er solche Einzelheiten wie die geschmiedeten Hauszeichen – eins hell vor dunkel, das andere dunkel vor hell –, wie die überrankte, mit Reliefs und Malerei verzierte Fassade, wie die Schindeln, die behäbige Turmhaube, den Brunnen und das steile Dach mit Schornstein und Storchennest, kurz: das typische Spitzweg-Arsenal auf seinen Reisen irgendwo gesehen und festgehalten haben, so bleibt doch das Ganze offenkundig ausgedachte Kulisse für die dargestellte Szene. Der Briefträger, der sich vom dunklen Grund scharf und effektvoll abhebt, hält das weiße, vielversprechende Kuvert in die Höhe, und an allen Fenstern erscheinen, wie Vögel aus Käfigen hervorlugend, die schönen Mädchen und Damen. Der alte Mann vermag kraft seines Amtes einen vielgestaltigen, köstlichen Anblick hervorzulocken, doch offensichtlich beschränkt sich sein Interesse auf das Lüften des Geheimnisses, welche Bevorzugte die Briefempfängerin ist. Der »Genießer« ist also auch hier ein anderer: der Betrachter des Bildes. Er kann seine Augen nach Belieben an der Schönheit weiden.

Ein anderes »klassisches« Bild dieser Jahre ist *Der ewige Hochzeiter.* Neben dem Briefboten-Gemälde wirkt hier die Malweise ein wenig bewegter und weicher. Die Pointe der Darstellung, obwohl mit ähnlicher Direktheit und einer geradezu beißenden Ironie vorgetragen, tritt etwas zurück, ja, durch die boshaften Nachbarn und die seltsam beteiligte Brunnenfigur bekommt dieses Bild etwas Mehrdeutiges. Der geschniegelte, in seiner Torheit nie zum Ziel gelangende Hochzeiter trägt sein Anliegen mit einer so leidenschaftlichen Hingabe vor, daß er alle Zuschauer vergißt. Einen unpassenderen Augenblick hätte er kaum wählen können, doch der Betrachter weiß angesichts der freundlichen Zurückhaltung des Mädchens das Ganze dennoch nicht recht zu beurteilen. *Abbildung 25*

Solches In-der-Schwebe-Bleiben der Situation, durch das die erzählerische Tendenz, d. h. der Gedanke an ein Vorher und ein Nachher, zurückgenommen wird, gibt es nun immer häufiger auf Spitzwegs Bildern. Die Gewichte des Interesses verschieben sich, das spannende Moment besteht immer weniger in der »Geschichte« als solcher oder in deren zu erwartendem Ausgang, als vielmehr in der malerischen Erfassung eines humoristisch-bedeutungsvollen Augenblicks. – Der Blumenstrauß befindet sich in der Bildachse, die auch kompositorisch betont ist, vor allem durch den diagonalen Schlagschatten. Auf die beiden im vollen Rampenlicht stehenden Hauptakteure, die sich dem Strauß zuneigen, sind die farbigen Akzente verteilt: helles Gelb vor tiefem Dunkel, Rot, Schwarz, Weiß, Blau und Braun vor gebrochenen Tönen.

Der Hochzeiter wirkt in seiner stutzerhaften Aufmachung im Kleinstadtalltag denkbar deplaziert. Aber hat der Maler hier überhaupt eine Alltagssituation wiedergegeben? Geht es nicht vielmehr auch diesmal um eine verklärte Vergangenheit – mit rankendem Wein, mit Turmuhr und anheimelnden Fensterläden? Allerdings scheint sich in die Erinnerung an eine possierliche, in ihrer Peinlichkeit komische Werbung und an ein schönes, gutmütiges Mädchen ein melancholischer Beiklang zu mischen.

Abbildung 26, 27

Beim *Abschied* tritt solche Melancholie noch stärker hervor, obwohl sich hier das junge Paar in Liebe gefunden hat. Käme nicht durch den wartenden Knecht, den zum Aufbruch blasenden Postillon und den heruntergefallenen Hut eine frische Note in die Komposition, wäre im übrigen nicht die ganze Szene vom kühlen, in köstlichen Tönen erfaßten Dämmer eines frühen Morgens eingehüllt, hätte das Bild leicht einen Hauch von Sentimentalität erhalten können. Doch gerade diese Gefahr mied Spitzweg. Er wußte sehr wohl, daß ihm die spätromantische Schönlinigkeit abging, mit der sein Freund Moritz von Schwind auch die gefühlvollen und märchenhaften Vorwürfe meisterte. Nur die Blätter der Agave – von den »Jugendfreunden« her als spitzigere Topfpflanze bekannt – winden sich in schwingenden Rundungen. Der aufbrechende Reisende, eine der wenigen männlichen Gestalten in Spitzwegs Gemälden, die nicht komisch wirken, bleibt seltsam wesenlos. Umso inniger erscheint der Blick der jungen Frau, deren helles Kleid ihren Bewegungen eine rührende Weichheit verleiht. Doch je spürbarer Spitzweg in dem Bild eine sehr persönliche Empfindung sprechen ließ, desto umsichtiger sublimierte er seine Gefühle in dezenter, kostbarer Malerei.

Zeit der Reife

Wäre Spitzweg nur bis etwa 1860 als Maler tätig gewesen, so hätte seine heutige außerordentliche Popularität darunter nicht merklich zu leiden brauchen, denn die Grundkonstellationen seiner Pointen-Bilder waren im wesentlichen schon ausgeprägt, ja, die beliebtesten Gemälde fast durchweg vorhanden: Neben den verschiedenen, im Winkel glücklichen Käuzen gab es auf den Bildern des Meisters auch schon eine Reihe der scheinheiligen, nur auf ihre Gemütlichkeit bedachten Einsiedler. Auch die Wachtsoldaten gingen in zahlreichen Darstellungen ihrer Pflicht, die Bürger des Städtchens zu schützen, unter Gähnen und Strumpfstricken nach. Und was schließlich, neben diesen meist als Einfigurenbildern behandelten Darstellungen, die weiteren Kleinstadtidyllen betrifft, so existierte beispielsweise zu einem Bild wie dem *Briefboten im Rosenthal* auch schon eine Art nächtliches Gegenstück wie das stimmungsvolle, durch Rossinis Serenade aus dem »Barbier von Sevilla« inspirierte *Spanische Ständchen*, bei dem – nun umgekehrt – eine ganze Truppe origineller Musikanten die eine, umworbene Dame ans Fenster lockt. Doch das Beste an Spitzwegs Werk hätte zu jenem Zeitpunkt trotzdem noch gefehlt, denn sein schöpferischer Reichtum sollte sich erst in den folgenden zweieinhalb Jahrzehnten in seiner ganzen Fülle äußern. *Abbildung 28*

Es war dies ungefähr die gleiche Zeitspanne, die der Maler bis dahin in unermüdlicher künstlerischer Arbeit verbracht hatte. Doch nicht nur im Sinne solcher rein zeitlichen Unterteilung begann um 1860 eine neue Phase in Spitzwegs Schaffen. Vielmehr zeigte sich im Reifen des Werkes eine allmähliche Veränderung. Auch hier blieben die Übergänge fließend, Variation stand neben kühnem Versuch, Wiederaufgreifen neben Neuanfang. Vor allem trat das landschaftliche Element in Spitzwegs Bildern nun immer deutlicher hervor. Dabei spielten sichtlich Anregungen durch Eduard Schleich, den inzwischen zum hervorragenden Landschafter herangereiften Freund, eine Rolle.

Der *Institutsausflug* zeigt solche landschaftliche Ausrichtung mit einer geradezu programmatischen Entschiedenheit. Alles ist plötzlich weit und luftig, ein grenzenlos erscheinender Himmel wölbt sich über dem hellen, bis in die Ferne sich erstrekkenden Gelände. In ihrem horizontalen Gelagertsein scheint die Landschaft den Gesichtskreis des Betrachters nicht nur auszufüllen, sondern fast zu überdehnen. Obwohl das Bild, wie die anderen Spitzweg-Gemälde, im Atelier entstanden ist, freilich nach einer differenziert ausgeführten Naturstudie, wirkt es weniger ausgedacht als die theaterhaften, eng verschachtelten Darstellungen aus dem Kleinstadtleben *Abbildung 37, 38* und die nur auf einen Raumausschnitt begrenzten Interieurs. – Die Komposition teilt sich in zwei deutlich unterschiedene Hälften, die im wesentlichen nur durch den Horizont und den S-förmig gewundenen, beiderseits über die Mitte greifenden Weg verbunden werden. Gewinnen im rechten Teil die Figuren den Vorrang, so bilden im linken Büsche und Gebäude kräftige Gegengewichte. Auf dieser Seite ziehen über der Stadt Wolkenbänke auf. Rechts, über der dunstigen Ebene, fliegen am unbewölkten Himmel einige Vögel.

Die Pinselführung erscheint frisch und großzügig. Mit suggestiver Unmittelbarkeit ist die Wirkung blendenden Sonnenlichts erfaßt. Hie und da blitzen im schimmernden Grün Blätter und Blüten auf, und das Aufgerissene des Weges teilt sich dem Betrachter geradezu fühlbar mit. Die Figuren sind dem Landschaftsraum einbezogen, ja, sie entfalten sich gleichsam erst vom Gesamteindruck her. Dienten
Abbildung 20 sonst – etwa bei den *Jugendfreunden* oder auch bei einem Bild wie dem *Geologen* – Bäume, Gras, Felsen, Himmel usw. als hinterfangende, die Situation charakterisierende Umgebung für die im Verhältnis größeren Akteure, so dominiert hier die Natur. Dennoch behalten die Figuren ihr Eigenleben; jede Gestalt ist trotz der summarisch andeutenden Malweise individuell geprägt. Das trifft besonders auf die Zöglinge und die an Glucken erinnernden Erzieherinnen zu.

Ohne Zweifel hat Spitzweg den Effekt, den schwarze Kleidung bei Sonnenlicht hervorruft, durch optische Eindrücke als malerisch ergiebig wahrgenommen, und er
Abbildung 39 hat ihn mit Vorliebe angewandt. Ein weiteres Bild mit einheitlich gekleideten Insti-
Abbildung 35 tuts-Mädchen macht dies besonders anschaulich. Auch den verschiedenen *Hagestolz*-Fassungen liegt ein ähnlicher koloristischer Gedanke zugrunde: Die Farben leuchten durch den Kontrast zu Schwarz oder dunklem Braun desto festlicher. Außerdem bieten sich besondere Möglichkeiten zur malerischen Pointierung des Bildinhalts. Im Falle des *Institutsausflugs* geht es um die Gegenüberstellung der in ihrer Unbewußtheit glücklichen, unter anheimelndem Gebüsch geborgenen Naturgeschöpfe und der durch ersten Drill der Natürlichkeit entfremdeten Kinder. Ohne daß die kleinen Mädchen unglücklich wirken, klingt etwas Trauriges an: Menschliche Bildung, welcher Art auch immer, muß mit dem Verlust paradiesisch unbewußter Naturverbundenheit bezahlt werden. Es scheint fast, als habe Spitzweg durch die äußerst komische Charakterisierung der beiden Nonnen sowie durch die unzweckmäßige, nivellierende Institutskleidung mit Ironie alle »höhere« Erziehung in Frage stellen wollen: Seht her, wieviel glücklicher die bei aller praktischen Tätigkeit sorglosen, in den Tag hineinlebenden Menschenkinder sind!

Der *Alchimist* ist ein Opfer solcher »höheren Bildung« – und ein recht zweifelhaftes: Was er da in seinem ärmlichen, an eine Bodenkammer erinnernden Laboratorium an chemischen Prozessen hervorruft, bleibt offenbar dilettantische Spielerei. Dennoch geht von seiner Gestalt etwas Sympathisches aus, denn hier zeigt sich wiederum die selbstvergessene, begeisterte Hingabe an eine Tätigkeit, und mag deren Nutzen auch noch so fraglich sein. Vielleicht dient sie auch nur der Alkoholherstellung für den Eigenbedarf. Voll freudiger Spannung reckt der alte Herr seinen Kopf – einen typischen Spitzweg-Kopf mit dicker Schnapsnase und Glatze – dem Geschehen im Glasballon entgegen. Man sehe, mit welcher Sicherheit dieser Kopf genau an die richtige Stelle im Bildgeviert gesetzt ist. Überhaupt fällt an dem Gemälde die lapidare Komposition auf, gefügt aus wenigen, in der gegenseitigen Verklammerung aufeinander bezogenen Schrägen und Geraden sowie einzelnen kontrastierenden Rundungen. Hinzu kommt die tonige Farbigkeit mit dem raffinierten Effekt der vom Bildrand überschnittenen Feuerstelle. Das Ganze erinnert, auch durch den

Kreuz am Waldrand

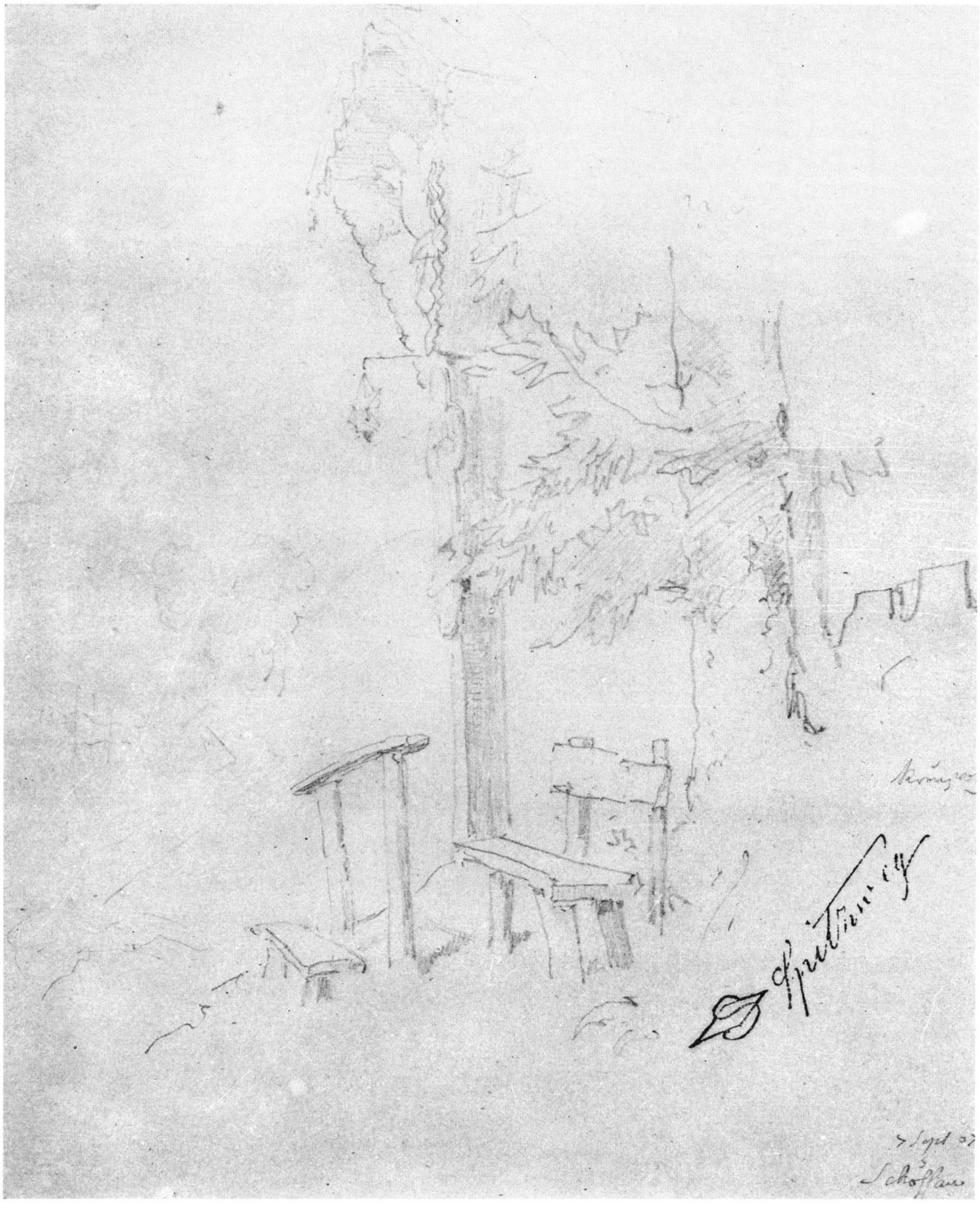

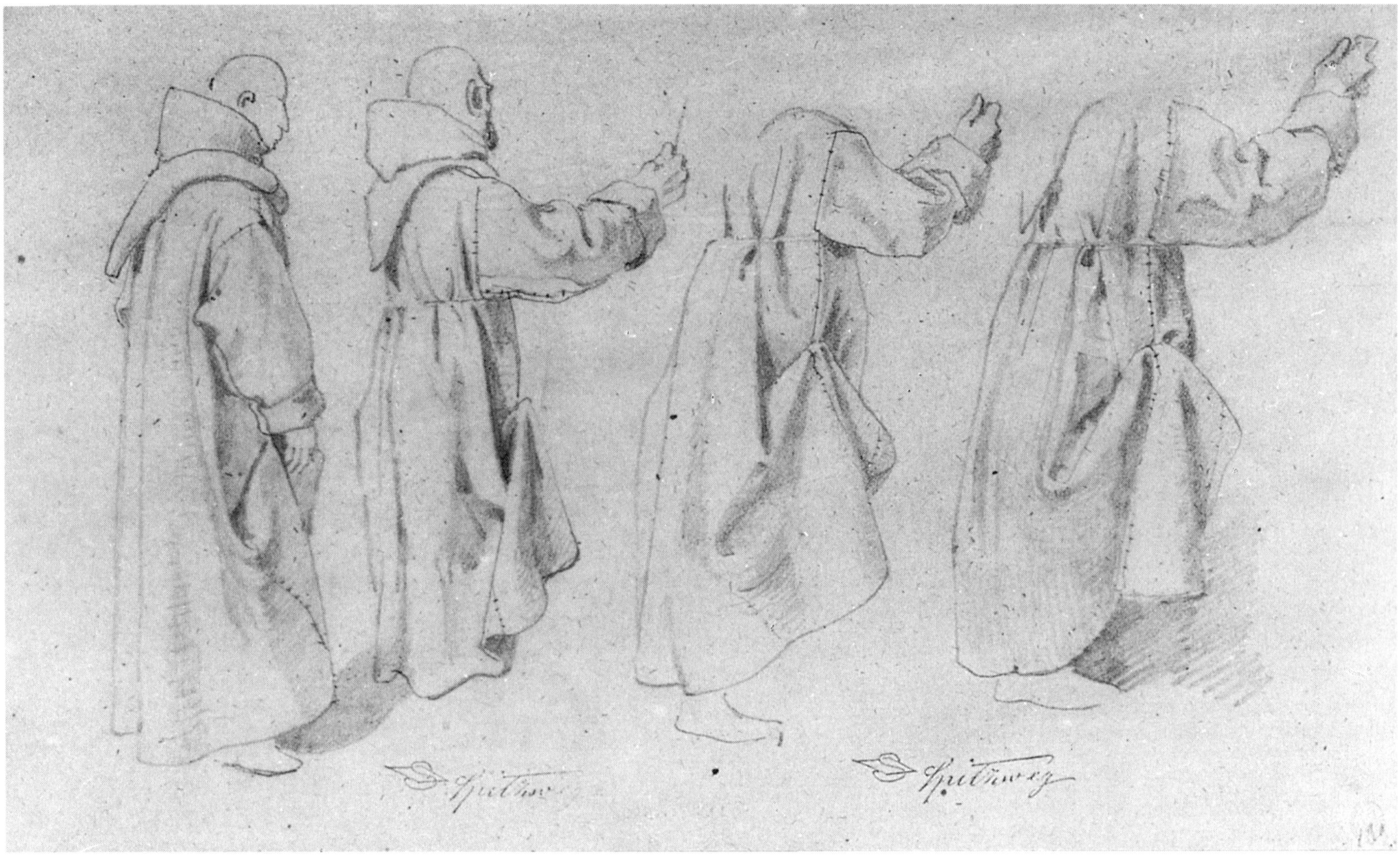

Studie zu einem Mönch

freien, lockeren Farbauftrag, an Adriaen Brouwer, den großen flämischen Maler des 17. Jahrhunderts.

Die Gegenüberstellung von Natur und menschlicher Behausung, von Weite und Enge, von paradiesisch-unbewußtem Glück und Abkapselung prägte sich in Spitzwegs Bildwelt durch die Zunahme landschaftlicher Darstellungen immer deutlicher aus. Es ist wohl kein Zufall, daß im Werk des Malers die Innenräume meist trostlos wirken und immer nur als Zuhause alleinstehender alter Männer dienen, während die Weiten der Landschaft vorwiegend von reizenden jungen Mädchen oder Kindern belebt sind. Demgegenüber spielen häßliche alte Frauen oder schöne Jünglinge in der Malerei des Meisters eine vergleichsweise geringe Rolle. Einen zunehmend großen Raum nehmen die Einsiedler ein: die alternden Männer, die des Naturparadieses teilhaftig werden möchten, indem sie der Zivilisation entfliehen.

Das Motiv des Einsiedlers ist in der deutschen Kunst des 19. Jahrhunderts weit verbreitet, insbesondere bei den Nazarenern und deren spätromantischen Nachfolgern. Doch keiner hat es so vielschichtig erfaßt wie Spitzweg. Gerade weil bei ihm inhaltlich und formal alles Romantisieren durch einen bissigen, dabei aber verständnisvollen Humor sowie durch eine realistische Malweise ersetzt wird, gelingen ihm hierzu gültige Aussagen.

Der Künstler hat auf seinen Reisen öfter Mönche gesehen und skizziert. Doch offenbar wurde sein Interesse für diese Menschengruppe nicht nur durch solche unmittelbaren Eindrücke geweckt. Das Skurrile ihrer Erscheinung hatte etwas von der »guten alten Zeit«, aber wenn er solche Mönche als Einsiedler in die Natur versetzte, so konnte er damit, aus dem Blickwinkel seiner Gegenwart, ihre Befähigung zum geistlichen Leben auf die Probe stellen – und ihr Wesen entlarven.

Immerhin gibt es bei dem Künstler einige Einsiedler-Szenen, in denen das Einswerden mit der Natur gelingt, etwa wenn der *Geigende Eremit* in einem abgeschiedenen Waldwinkel sein Instrument erklingen läßt. Der einsame Alte, der sogar die Rehe anlockt, stimmt gleichsam ein in den Lobgesang der Natur. Diese wird vom Maler als etwas Zeitloses erfaßt, und da der Mensch in ihr vollkommen aufgeht, erscheint in dem Bild der naive Traum einer friedlichen Idylle uneingeschränkt verwirklicht. Der Betrachter erlebt eine Zufluchtsstätte, fern von allen Sorgen und Tagespflichten. – Auch andere Eremiten erreichen wenigstens annähernd einen solchen Zustand wunschloser Zufriedenheit, etwa der mit Sack und Pack heimkehrende, vom Hündchen empfangene Alte oder der lesende Einsiedler in seiner wohlgeordneten Umgebung. Umrauscht von Bäumen, beruhigt vom Klang des Brunnens, ist er in seine Lektüre versunken. *Abbildung 44*

Umso tückischer erscheinen die verschiedenen Formen der Störungen solchen erträumten Daseins, mögen sie nun von außen kommen oder durch die Schwächen der Einsiedler selbst bedingt sein. Da tauchen plötzlich andere, höchst unerwünschte Naturbewohner auf, wie beim *Einsiedler, von Bär überrascht.* Oder der Klausner will sich den Genuß eines Gänsebratens gönnen und gerät in Verlegenheit, wenn ihn bei den Vorbereitungen ein unerwarteter Eindringling ertappt, wie beim *Gansrupfenden Mönch.* *Abbildung 47* *Abbildung 62*

Auf einzelnen Einsiedlerbildern treffen auch zwei solcher weltflüchtigen Sonderlinge zusammen, wobei die Begegnungen nicht gut ausgehen können, denn hier erweist sich nun vollends, daß sie eingefleischte Egoisten sind, bar allen frommen Geistes. Bei den *Streitenden Einsiedlern* öffnet sich vor dem Betrachter eine effektvolle Naturbühne mit wuchernder Vegetation, einer Brücke und einem Steinweg, der die Verbindung zwischen den beiden Einsiedeleien herstellt. Der menschlich-allzumenschliche Streit zwischen den Widersachern, von denen sich der eine dunkel vor hell, der andere hell vor dunkel vom Hintergrund abhebt, verkehrt den Sinn ihres Daseins auf drastische Weise ins Gegenteil. Ob es um Zwistigkeiten bei der Auslegung geistlicher Texte oder um alltäglichere Dinge geht, gleichviel: Die fatale Kommunikation stört das Aufgehen in der Natur, vernichtet die meditative Stille. Unbeherrschtes Tippen auf die Stirn ist die Folge, und von wilden Schimpfreden hallt die Naturkulisse wider. *Abbildung 64*

Als »Gegenspieler« der Einsiedler können die Wachtsoldaten gelten: Für sie besteht der eigentliche Lebenszweck im Gebundensein an das Gemeinwesen. Das trifft insbesondere auf Situationen zu, in denen jeweils ein Hüter der Ordnung ein-

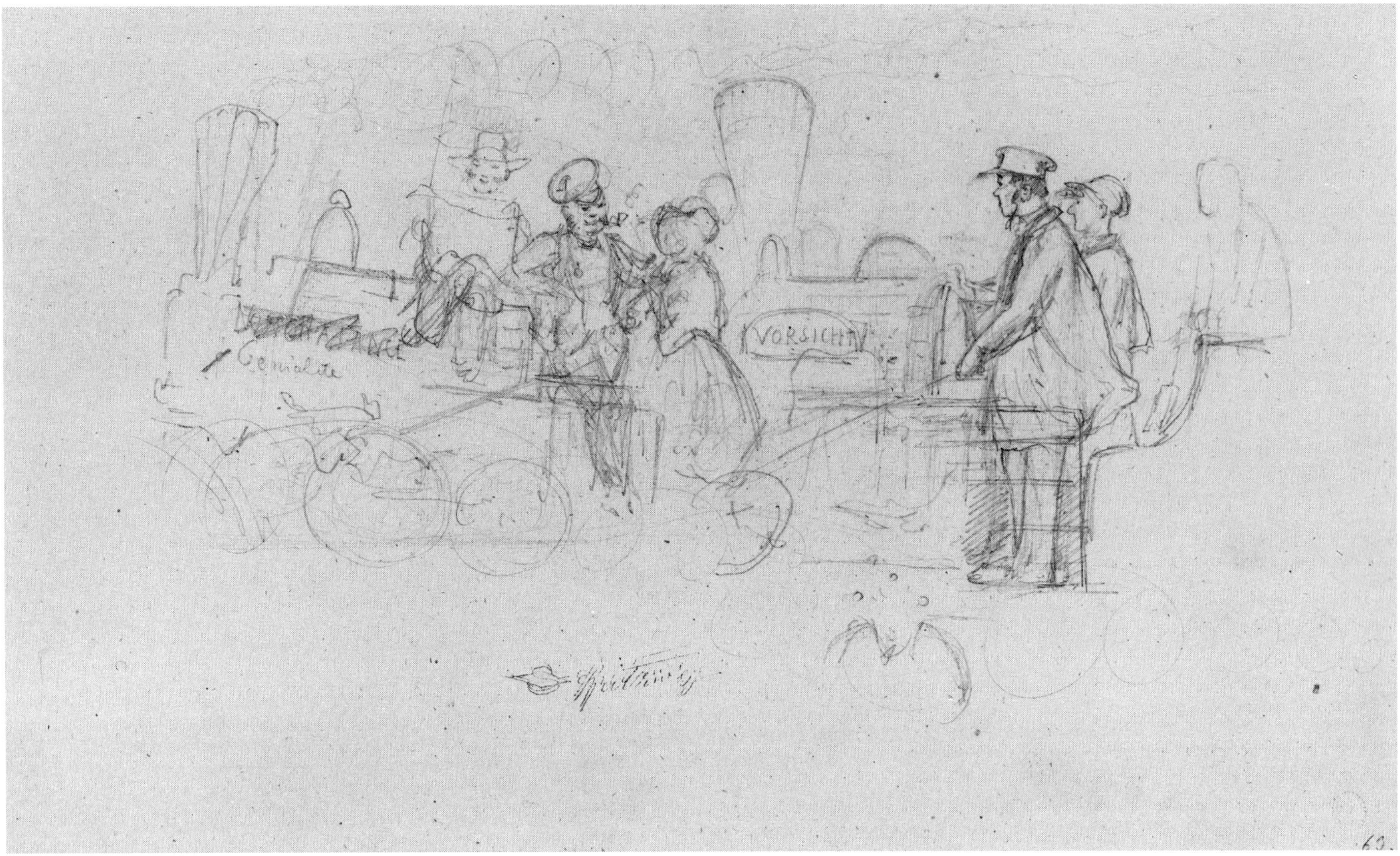

Lokomotive

sam in die Landschaft gestellt ist, so daß er gleichsam unfreiwillig zum Eremiten wird. Nachts, wenn die Bürger des Städtchens schlafen, haben die Soldaten wach und allgegenwärtig zu sein. Nie zeigt Spitzweg sie in Situationen echter Gefahr und tatsächlichen Einsatzes. Ihr Dasein besteht in wichtigtuerischem Gehabe, in aufmerksamem Umherblicken oder im mehr oder minder erfolgreichen Kampf gegen schläfrige Langeweile. Besonders in letzterem Falle kostet Spitzweg wiederum die erheiternden Wirkungen von Leuten aus, die sich unbeobachtet glauben.

All diese Gemälde machen anschaulich, daß der Künstler das Verhältnis von Figur und Raum immer stärker als malerisches Problem begriff und in unendlichen Abwandlungen variierte. Baukörper spielen eine unterschiedliche Rolle; die Landschaft, immer überzeugender in ihrer Atmosphäre erfaßt, kann weit gestreckt oder bühnenartig begrenzt sein. Ganz allgemein läßt sich eine Abnahme der Figurengröße im Verhältnis zum umgebenden Raum feststellen.

Im Zusammenhang mit solchem Abtasten der Relationen zwischen Figur und Raum sind auch die Gemälde mit Türken-Motiven aufschlußreich. Anregungen zu dieser damals beliebten Thematik nahm Spitzweg bereits seit den vierziger Jahren auf und wertete sie in vielen Arbeiten aus. Ohne jemals die Türkei besucht zu haben, eroberte er sich mit diesen Bildern einen weiteren Themenbereich, der von seiner

Zollbeamter bei der Visitation

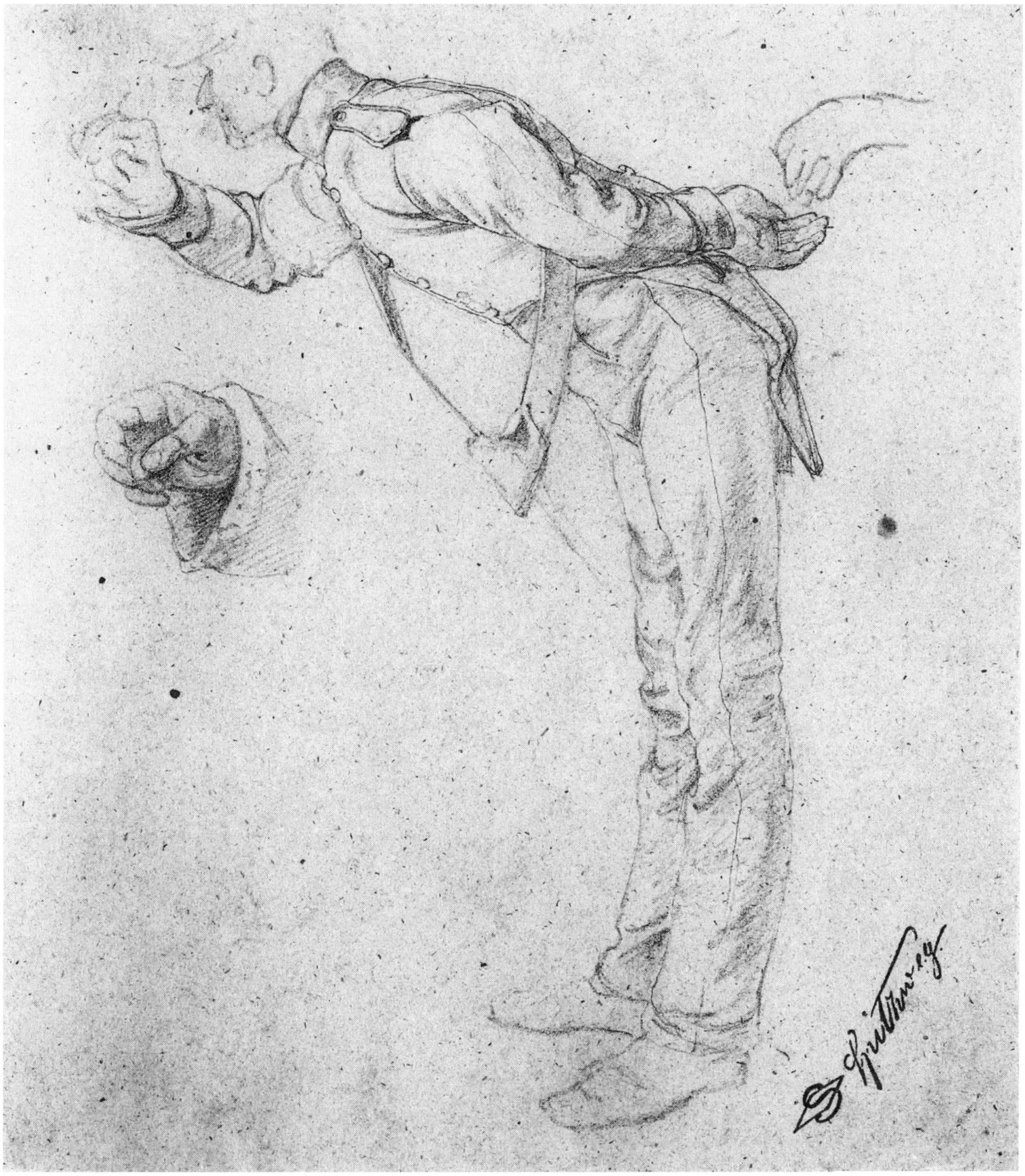

starken Vorstellungskraft zeugt. In exotischen Gebäuden sitzen die turbantragenden Männer am Boden und pflegen der Ruhe. Dieses Sitzen vermittelt dem Künstler ein andersartiges Raumgefühl, eröffnet ihm neue optische Reize. Großflächige Schatten erzeugen klare Kompositionsgefüge, die insbesondere durch den Widerschein der südlichen Sonne malerisch reich wirken. Die Handlungslosigkeit verleiht diesen Bildern etwas Geheimnisvolles. Selbst der gähnende Alte, der in trägem Brüten dasitzt, wirkt durch seine Frontalität und durch die gestreckte Dreiecksform von Turban, Gesicht und Bart majestätisch. *Abbildung 49*

Bei den späteren Bildern Spitzwegs spielt oft der heitere erzählerische Effekt eine immer geringere Rolle. Offensichtlich ist das schon beim *Schreiber*, einer breit und *Abbildung 57* mit schlagender Sicherheit gemalten Skizze: Hier interessiert den Maler am meisten das Licht, das den hohen, wiederum nur im Ausschnitt gegebenen Arbeitsraum in wunderbare Helligkeit taucht.

Abbildung 51

Beim *Hypochonder* teilt die Begrenzung des diagonalen Schlagschattens die Komposition in zwei Teile. Auf eine wohlüberlegte, die Räumlichkeit ebenso wie die einzelnen kubischen Formen klärende Weise ist er winklig gebrochen, teils mit hartem, teils mit weich verlaufendem Übergang. Wiederum sind die Baukörper vor einer dunklen, wie abgeriegelten Häuserschlucht eng verschachtelt, diesmal aber von oben gesehen. Bei Sonnenschein steckt ein Hagestolz ganz in der Nähe des Betrachters die Nase zum Fenster heraus, während eine junge Frau, im dunklen Bildteil, hinter einem anderen Fenster, bei Lampenlicht über ihre Arbeit gebeugt sitzt. Dieser Kontrast ergibt den Effekt einer Zweiheit von heiterem, dabei aber auch befremdlichem Ausdruck. Entsprechend dem erstarkenden Sonnenlicht spielen warme und kalte Töne herüber und hinüber. Doch es gibt keine Verbindung zwischen Mann und Frau in ihren Gehäusen. Das Gefangensein des Menschen im Käfig seiner selbst ist hier das Thema. Es geht also gleichsam um die betonte »Nichtbeziehung« des dargestellten Paares.

Der Sinn des Bildtitels bleibt unbestimmt, denn der einsame Mann wirkt weder von Krankheitswahn besessen noch melancholisch, sondern einfach ein wenig überspannt. Die nähende Frau erscheint dagegen ganz alltäglich. Dennoch gewinnt sie durch den dunkel gerahmten Lichtfleck, der sie erhellt und umgibt, etwas Entrücktes. Diese kleine Lichtfläche, ein Bild im Bilde, befindet sich an genau kalkulierter Stelle, in diagonaler Gegenposition zum Fenster des »Hypochonders«. Gerade weil das Gemälde in so auffallender Weise mit doppelter Diagonalwirkung zweigeteilt ist – im Sinne lapidarer Kontraste, wie Tag und Nacht, Mann und Frau –, überwiegt bei diesem Einblick in die menschliche Komödie eine stille Resignation: In der Abkapselung des städtischen Gemeinwesens vertrocknet jeder für sich unter den Lasten eigener Marotten oder alltäglicher Mühen. Der einzige Ausweg, den der Maler aus dieser Enge zeigt, ist heitere Selbstironie.

Die späten Bilder

Im Jahre 1875 bezog Carl Spitzweg eine Wohnung am Münchener Heumarkt. In diesem Domizil ist er bis zu seinem Tode am 23. September 1885 verblieben. Er war, nachdem er sein Elternhaus 1833 verlassen hatte, in München mehrfach umgezogen. Unmerklich erlangte er in seiner Lebensart allmählich jene Endgültigkeit, die den »alten Spitzweg« ausmacht. Die Künstlertreffs verloren für ihn ihre Anziehungskraft, bis er ihnen ganz fernblieb. Die Reisefreudigkeit, über Jahrzehnte seine Leidenschaft, nahm ab. Langsam stellten sich auch Ehrungen ein. Im Jahre 1865 erhielt er den bayerischen Michaelsorden, und drei Jahre später wählte man ihn in seiner Vaterstadt zum Ehrenmitglied der Akademie der bildenden Künste. »Berühmt« im heutigen Sinne ist er zu Lebzeiten freilich nicht geworden, trotz der Erfolge, die er auch im Ausland hatte. Andere Münchener Künstler waren damals bekannter.

Stetig entwickelte und wandelte sich seine Malerei zu der rigorosen Freizügigkeit des Altersstils. Ständiges Beharren in den »Grundmustern« bei gleichzeitigem kühnem Ausbrechen aus gewohnten Bahnen führte zu immer mehr sich differenzierenden malerischen Ausdrucksmöglichkeiten.

Das kleine Gemälde *Der Besuch des Landesvaters*, um 1870 entstanden, macht anschaulich, wie weit sich Spitzweg nunmehr von seinen früheren Kleinstadtidyllen entfernt hat. Das Bild erscheint viel »landschaftlicher« aufgefaßt als ältere ähnliche Kompositionen. Die Malerei ist tonig, großzügig und von unmittelbarer atmosphärischer Wirkung. Details werden unwesentlich gegenüber dem Gesamteindruck, der sich freilich aus einer Unzahl verschiedenartiger Einzelformen zusammensetzt. Aus unterschiedlich nuancierten Licht- und Schattenflecken entsteht ein ausgewogenes Gefüge, das durch den trocken-pastosen Farbauftrag optische Überzeugungskraft gewinnt. *Abbildung 58, 59*

Alles erscheint wie aus der Ferne wahrgenommen. Die Kutsche mit den livrierten Bediensteten gleicht einem Überbleibsel aus einer längst vergangenen Zeit. Wenn das Gefährt vor einem dunklen Schlund hält und die altmodisch-gutgläubigen Anwohner ihm wie einer Sensation mit Aufregung und Ergebenheit begegnen, so zeugt ein solcher Einblick in die menschliche Komödie von der geradezu fatalistischen Gelassenheit Spitzwegs, der eine solche anachronistische Szene etwa zur Zeit der Reichsgründung erdacht hat: Was soll das ganze Treiben, ob einst, ob jetzt? Ironie, die auch hier wieder Selbstironie einschließt, vergrößert den Abstand zwischen dem Betrachter und dieser engen Welt. Umso deutlicher wird zugleich eine unbestimmte Weite ahnbar.

Abbildung 77

Das etwa gleichzeitige Gemälde *Irrlicht*, das so gar nicht »spitzwegich« wirkt, bildet hierzu einen Gegensatz, doch entspricht es letztlich derselben Geisteshaltung. Hier ist nun freilich von Abstand und Gelassenheit nichts zu spüren. Auf eine sehr direkte Weise sieht sich der Betrachter in eine gewittrige Landschaft versetzt. Dunkle Wolken jagen über den dicht verhüllten Himmel, ein matter Schimmer geistert über Feld und Gesträuch; im Wasser glimmen die Irrlichter. Das Bild spricht von Einsamkeit und Todesangst, die für Spitzweg in der Tat, je älter er wurde, desto spürbarer, in den Vordergrund traten. Sein einziges Gegenmittel war eben jener gelassene, Abstand schaffende Humor, den er sich immer erneut im Tätigsein als Maler zu bewahren suchte.

Der Künstler definierte auch in der *Irrlicht*-Landschaft nichts Einzelnes, und doch erreichte er eine schlagende Naturtreue, hervorgelockt aus skizzenhaft kostbarer Materialstruktur und stimmungsvollem Farbklang. Aus solcher rauhen Lichtmalerei entwickelte er den typischen emailartigen Schmelz seiner späten Bilder. Das freie, ganz aus dem farblichen Empfinden sich ergebende Auftragen und Verweben der Töne wurde in seinem Schaffen immer deutlicher sichtbar. Es verleiht auch Spitzwegs zahlreichen Nachtbildern ihre Anziehungskraft, namentlich den Gemälden mit Musikanten, bei denen, nicht nur vom Thema her, die Grenze zwischen Malerei und Musik gleichsam durchlässig wird.

Abbildung 65

Das *Ständchen im Mondschein* schuf der Künstler ebenfalls um 1870. Auch hier erscheint der malerische Vortrag frei, locker und tonig, auch hier entsteht eine aus vielen Einzelheiten gefügte Komposition, die als Gesamtheit wirkt. Und auch hier ist alles wie aus der Ferne wahrgenommen, obwohl die Bildbühne weit nach vorn vorstößt. Suggestiv erfaßte der Maler das Mondlicht, dessen Widerschein links im Bild seine höchste Leuchtkraft erreicht. Alles ist belebt von magisch-dämmerigem Halbdunkel, in dem Glanzlichter aufblitzen. Wiederum schaffen klar begrenzte Schlagschatten eine diagonale Unterteilung der Bildfläche, wobei die dunklen Partien durch unterschiedlich abgestufte helle Stellen differenziert sind, während die hellen durch Dunkelheiten eine Steigerung erfahren. Der stärkste Kontrast entsteht am Torbogen; in der Bogenöffnung waltet eine theaterhafte Finsternis. Vor dem Bogen, an effektvoll beleuchteter Stelle, haben die sieben Musikanten für ihre Darbietung einen Standort bezogen. Je drei Instrumentalisten flankieren den in der Begeisterung seines Vortrags steil aufgerichteten Sänger.

Was für Musik mag es sein, die zu vernehmen ist? Handelt es sich um eine meisterhaft vorgetragene Darbietung, oder überwiegt der treuherzige Dilettantismus? Fast scheint es, als gingen von den unverhältnismäßig kleinen Gestalten nur zarte, in der nächtlichen Weite des Raumes kaum vernehmbare Töne aus. Doch bleibt das alles, trotz der lebendig erfaßten Musizierbewegungen, offen, insbesondere wohl für den modernen, solcher Ständchenpraxis entwöhnten Betrachter. – An einzelnen Fenstern beginnt man sich zu regen; erste Neugierige erscheinen. Im warmen Lampenlicht, genau dort, wo draußen der Schlagschatten unterteilend über das Fenster geht, wird undeutlich ein Kopf sichtbar – ist es die Dame, der das Ständchen gilt? Sie wäre allerdings weit vom Sänger entfernt, zudem durch die Mauern des Vorbaus von ihm getrennt.

Vieles auf dem Bild bleibt der Phantasie des Betrachters überlassen. Wenn er die Augen umherschweifen läßt, wird ihm immerhin die Illusion *eines* unverkennbaren Geräusches vermittelt: das des Brunnens, der ruhig und gleichmäßig plätschert. Die bischöfliche Heiligenfigur, die diesen Brunnen bekrönt, bildet, schon durch ihr Abgewendetsein von den Musikanten, den Widerpart zum Sänger. Dieser steht dunkel vor hellem Hintergrund, er ist von seinen Begleitern umgeben; mit allem Nachdruck agiert er im vollen Licht. Der Bischof hingegen, hell vor dunkel, vom Mond nur leicht beschienen, bleibt zwar einsam, gewinnt aber in seinem erhabenen Unbeteiligtsein eine Art Überlegenheit. Nicht nur durch diese gleichsam zum Leben erwachende Heiligenfigur hat das Bild eine traumhafte Dimension. Es ist wiederum der Traum von einer anheimelnden Kleinstadtidylle. Wenn allerdings der Blick die überhohen Häuserwände, die unterschiedlichen Fenster und schließlich das steile Satteldach erfaßt, schwindet das Gefühl beschaulicher Heiterkeit. Das Bild bekommt etwas Geisterhaftes. Doch wie kleinstädtische Geborgenheit und unheimliche Höhenstreckung gegeneinanderstehen, so bietet die immer spürbare Ironie des Künstlers auch hier jeder Beklemmung Widerpart. Entscheidend ist dabei der Gesamteindruck der fahlen, nahe beieinanderliegenden Farben. Welche Stimmungen auch aufkommen, welche Laute die Musikanten bei ihrem Ständchen auch hervorbringen mögen – die Töne gehen auf im Wohllaut nobler Malerei.

Zu einem schier unerschöpflichen Reichtum hat Spitzweg die Kostbarkeit seiner späten Bilder getrieben. Die Lust am Hervorbringen, an der künstlerischen Tätigkeit als solcher, wird in diesen Werken mehr denn je spürbar. Sonnenbeschienene oder diesig verhangene Landschaften belebte der Maler mit einzelnen Waldgängern oder auch mit Menschengruppen. Es können bäuerliche Gestalten, aber auch Wanderer oder Touristen sein.

Die *Ankunft in Seeshaupt* schildert das von freudiger Erwartung getragene Ausströmen der Menschen in die Natur wie zu einem Fest. Dem Bild liegt offenbar ein bestimmter Eindruck zugrunde, doch in die Realität des Erlebnisses mischt sich durch die Kühnheit der übereinandergestaffelten Komposition etwas Geheimnisvolles, so als handle es sich um eine Erinnerung aus frühester Kindheit. – Mit großer Unmittelbarkeit hat der Künstler das Thema des Unterwegsseins auch in den Darstellungen des »fahrenden Volkes« gestaltet. Dieser Menschengruppe widmete er einige seiner lockersten, koloristisch reifsten Gemälde. Es scheint, als sei die Lebensform der Schauspieler, ob sie sich mit den Schwierigkeiten des Daseins herumschlagen müssen, ob sie sorglos im Freien lagern oder in provisorischen Kulissen ihren Auftritt vorbereiten, das stille Ideal des Malers gewesen.

Abbildung 79

Neben den Landschaften entstanden bis zuletzt Kleinstadtidyllen und Interieurs, ja, sogar ausgesprochene »Pointen«-Bilder, wie etwa *Im Dachstübchen*, bei dem

Abbildung 84

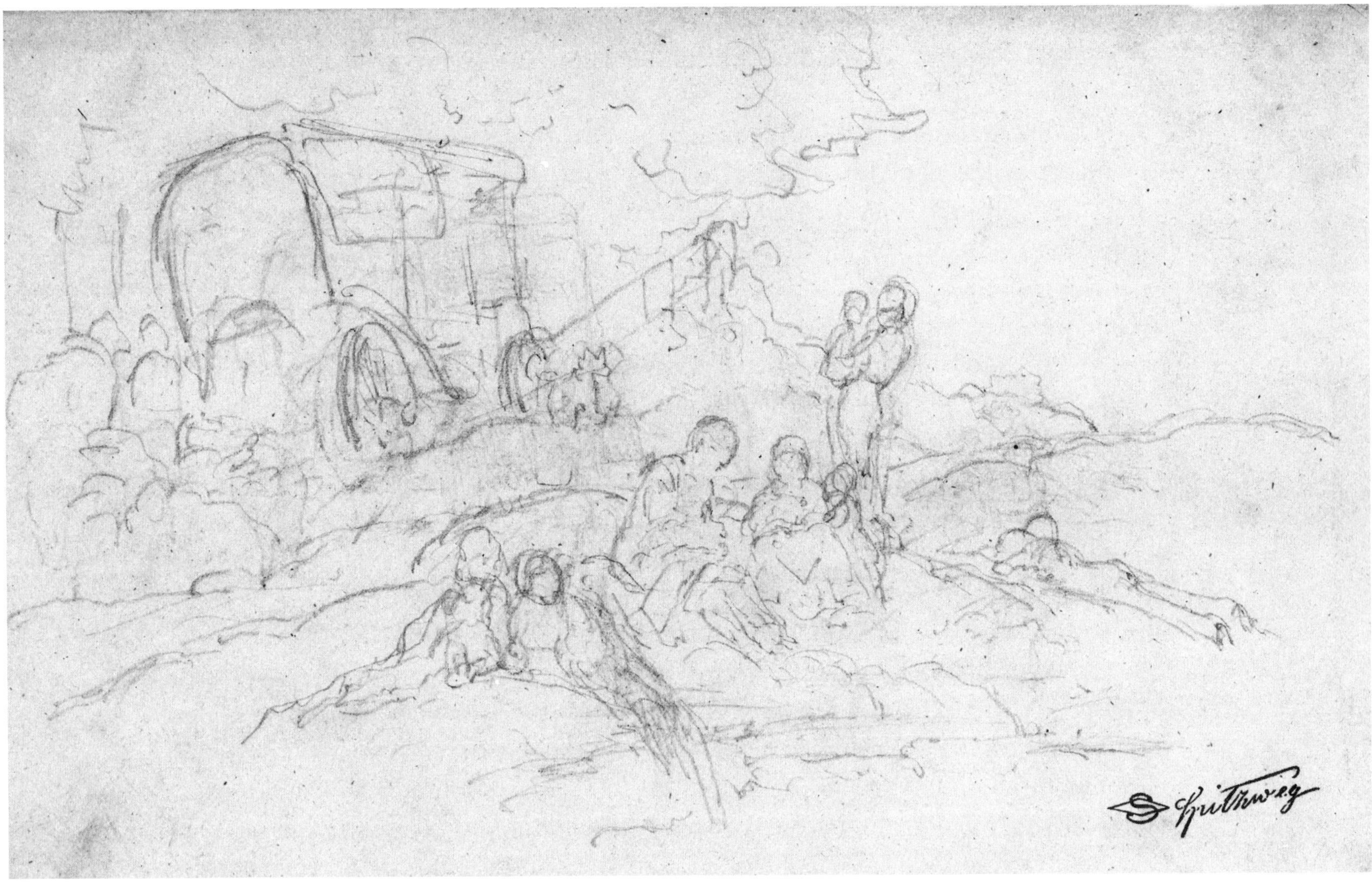

Reisende Gesellschaft, die neben der Postkutsche lagert

die Verhaltenheit des früheren, kompositorisch ähnlichen *Hypochonder*-Gemäldes durch das verstohlene Hin und Her der Blicke zugunsten einer erzählerischen Direktheit aufgegeben ist. Fast illustrativ wirkt auch das kleine, extrem hochformatige Bild *Der Klapperstorch*, gemalt für den jungen Künstlerfreund Eduard Grützner anläßlich einer Kindgeburt. Spitzweg vermochte hier durch den Grundton einer volksliedhaften Schlichtheit den Widerspruch zwischen phantastischem Sujet und realistischer Malerei nahtlos auszugleichen. Den Storch ließ er sich für dieses liebenswürdige Kabinettstück von seinem Malerkollegen Alois Bach (1809–1893) vorzeichnen. Daß sich die Künstler in solcher Weise gegenseitig mit ihren speziellen Fähigkeiten halfen, ja sogar in Bilder anderer hineinmalten, war noch im 19. Jahrhundert nichts Ungewöhnliches, namentlich in München.

Abbildung 85

Das in den Abmessungen ähnliche *Drachensteigen* gewinnt durch den schmalen Ausschnitt, der in diesem Fall dem Himmel und der Wiese unendliche Weite verleiht, die Suggestion einer bestürzenden Stimmungsintensität. Ein Vergleich dieses Bildes mit dem *Verliebten Einsiedler* macht die Unterschiede anschaulich, von denen Spitzwegs Werk bis zuletzt geprägt war. Im Einsiedlerbild gestaltete der fast siebzigjährige, der Jugendfreuden und -sorgen ledige Maler die Macht des Sexus als Posse.

Abbildung 83
Abbildung 86

Zahlreiche Schrägen, parallel und unparallel, bestimmen die Komposition. Der Baum oben links steht am Abgrund – wie der Einsiedler selbst in dieser süßen und lächerlichen Situation.

Wie dieses skizzenhafte Gemälde haben manche der kühn hingestrichenen späten Arbeiten etwas Glühendes, so als verfestige sich die flüssige Farbmasse erst vor den Augen des Betrachters zum Bild. Der Geist des von Spitzweg seit langem bewunderten französischen Meisters Eugène Delacroix wird auf eine eigenartig verfremdete Weise spürbar, etwa in der *Zollrevision* oder der *Beichte*. Fragt man angesichts dieser Werke nach der »Pointe«, so ist sie unklar oder mehrdeutig. Die beiden zu intensiver Betrachtung sich vorbeugenden Männergestalten in der Zollstation bilden eine doppelte Schräge, der sich durch die Schattenbegrenzung noch eine dritte, ebenfalls parallel geführte große Diagonale hinzugesellt. Was diese Leute tun – Bestechungsgelder geben und nehmen – erscheint gleichgültig. Entscheidend ist die feurige Kraft der Malerei. So sehr freilich die beiden letztgenannten Bilder wie eine Quintessenz, eine äußerste Konsequenz der Bestrebungen Spitzwegs erscheinen, bleibt doch gerade bei ihnen die Datierung besonders unbestimmt. Der Künstler hatte bereits in jüngeren Jahren den Reiz des Skizzenhaften, nur scheinbar Unvollendeten bewußt ausgekostet, im Kontrast zu den differenziert durchgestalteten Bildern. Und so könnte es sein, daß ihm diese malerischen Würfe schon früher gelangen.

Abbildung 89, 91

Die künstlerische Eigenart Spitzwegs

Dient die Malerei der genauen Wiedergabe des Augenblickseindrucks und der »Naturtreue«, oder will sie dem Betrachter – im Gegenteil – gerade das veranschaulichen, was er sonst nicht sehen kann? Diese Frage wird wohl die Gemüter bewegen, solange gemalte Bilder entstehen, und entsprechend wird es wohl immer Künstler geben, die eine genaue Wiedergabe gesehener Wirklichkeit erstreben, und andere, die sich bei ihrer Arbeit vom »Augenschein« unabhängig machen. Die meisten aber beziehen einen Standort zwischen beiden Extremen. Freilich zeigt sich oft erst bei näherer Prüfung, welcher Seite sie stärker zuneigen. Gibt es doch Maler, die bei strengem Gebundensein an den optischen Eindruck zu kühnen, »abstrakt« anmutenden Formulierungen gelangen, und andere, die frei erfundene Vorstellungen malend in gesehene Wirklichkeit umzuwandeln vermögen.

Zu den letztgenannten gehört Carl Spitzweg, ja, vielleicht steht dieser Maler durch die besondere Art, in der er Ausgedachtes und Gesehenes verband, in der Kunstgeschichte des 19. Jahrhunderts ohne Vergleich da. Die Suggestion des Tatsächlichen ist in seinen Bildern ebenso stark wie die Offensichtlichkeit der Erfindung, und doch kommt der Betrachter nicht auf den Gedanken, das eine vom anderen zu trennen.

Diese besondere Wirkung hängt zweifellos damit zusammen, daß der Maler seine Tätigkeit als etwas sehr Persönliches, Privates aufgefaßt hat. – Wie war er, als Mensch und als Künstler? Von seinem Aussehen vermittelt die Zeichnung, die im Jahr vor seinem Tode Eduard Grützner schuf, eine unmittelbare Vorstellung. Angesichts dieses glatzköpfigen Mannes mit den zahllosen Lachfältchen möchte man Fontanes Satz zitieren, den der große Romancier auf seinen Vater münzte: »Denn wie er zuletzt war, so war er eigentlich«.

Das »Eigentliche« bestand bei Spitzweg – so macht es diese Zeichnung anschaulich – vor allem in der liebevollen Hingabe an die Arbeit, unabhängig von deren Erfolg. Es gibt auch ausführliche Berichte darüber, wie er »eigentlich« war: von seiner bescheidenen, gegen Zudringliche abgeschirmten Wohnung am Münchener Heumarkt, von seinem anspruchslosen Lebensstil und seinen schrulligen Eigenheiten, ja selbst von der Art, wie er mit schauspielerischem Talent Geschichtchen erzählte und diese mit wirkungsvollen Pointen enden ließ. Seine kleinen, harmlosen Gedichte, auch in bayerischer Mundart, und die zahlreichen Briefe tun ein übriges, einen lebhaften Eindruck von ihm zu vermitteln. Hinzu kommt seine bekanntermaßen vielseitige Bildung, die ungewöhnliche Belesenheit, seine ausgeprägte Musikalität, die Theatervorliebe, nicht zuletzt die Geschäftstüchtigkeit.

So greifbar freilich seine Persönlichkeit in ihrer Anlage und ihrer ständigen Wandlung zum »Eigentlichen« zu rekonstruieren ist, so entzieht sich doch zugleich vieles an ihr heutiger Vorstellung. Wie er sich eines seiner Zimmer am Heumarkt als »stille Kammer« vorbehalten hatte, aus der dann, nach seinem Tode, die herrlichsten Bilder, Zeichnungen und Skizzen hervorgezogen wurden, so verblieben auch in seiner Person »Reservate«. Doch verriete seine Kunst nicht auch etwas von seinen geheimen Wünschen, besäße sie nicht eine so ungewöhnliche Ausstrahlung.

Der Versuch freilich, etwas von den unwägbaren Besonderheiten des Künstlers in Worte zu fassen, muß sich naturgemäß auf Andeutungen beschränken. Offen zutage liegt in seinen Bildern das Komische, das sowohl aus der Beobachtung seiner Mitmenschen als auch aus Selbstironie hervorging. Doch die Faszination seiner Bildwelt besteht vor allem darin, daß die Komik immer unfreiwillig wirkt. Die agierenden Gestalten posieren nicht vor dem Betrachter, sie erscheinen selbstvergessen und unbewußt. Völlig »unbeobachtet« bewegen sie sich innerhalb der bühnenartigen Kompositionen, so als hätten sie uneingeschränkte Handlungsfreiheit gegenüber dem großen Regisseur, der sie doch in Wirklichkeit an wohlbedachter Stelle und mit gezielter Absicht zum Leben erweckte. Dies »unbewußte« Element ist wohl für die außerordentliche Wirkung von Spitzwegs Kunst entscheidend, und es verrät, über kritische Beobachtung und Selbstironie hinaus, etwas von seinen stillen Idealen.

Es gibt Bilder des Meisters, auf denen jede humoristische Note fehlt; jene Unbewußtheit aber bleibt bestehen, sie gewinnt sogar einen besonderen Akzent. Man sehe etwa eins der schönsten Spätwerke des Künstlers, das verhältnismäßig große Gemälde *Auf der Alm*. Alle Enge, alle Verklemmtheit – und alle Komik ist hier gewichen. *Abbildung 81, 82* Das Bild atmet Weite und selbstverständliches Glück. So zwanglos es sich aber, als »klassisches« Meisterstück realistischen Kunstschaffens, in den breiten Strom deutscher Landschaftsmalerei einordnet, so ist es doch zugleich ein »typischer Spitzweg«. Die Komposition beschränkt sich auf wenige Elemente: den großen Horizont, die rechts aufragenden Felsen, den karg bewachsenen Hügel, den Himmel mit seinen schwebenden Wolken und die beiden als Akzente genau an die richtige Stelle gesetzten Figuren. So sehr diese in die Atmosphäre der Landschaft einbezogen sind, so haben sie doch Individualität und Eigenbedeutung. Diese bäuerlichen Mädchen blicken in die Ferne, die im Dunst verschwimmt. Doch sie sind keine romantischen Sehnsuchtsgestalten, sondern Naturgeschöpfe, die einen Teil der Landschaft bilden, die deren Schönheit, gerade in der Alltäglichkeit, bestätigen und erhöhen, ohne über sich selbst nachzudenken.

Ruht das Auge des Künstlers voller Neid auf diesen glücklichen Wesen, oder gelingt es ihm gar, durch seine Malerei an ihrem unreflektierten Dasein teilzuhaben?

Wie dem auch sei, diese Naturkinder haben weder den stillen Winkel nötig, um in ihrem Dasein Glück und Selbstvergessen zu erreichen, noch bedürfen sie der verständnisvollen Nachsicht des Malers und Betrachters.

Die Gedankengänge, die sich hier anknüpfen lassen, bergen die Gefahr, etwas in Spitzwegs Kunst hineinzulegen, das sie nicht enthält. Unabhängig davon aber ergibt sich die Frage, warum im Werk des Malers die Enge, aus der solche Weite gleichsam erst als Gegenpol hervorging, so dominierend in Erscheinung trat. Und so ließe sich die eingangs gestellte Frage wiederaufgreifen: Warum hat Spitzweg, dieser Bürger der wachsenden Metropole München, immer wieder eine unwirklich-gemütliche kleinstädtische Welt dargestellt?

Man weiß, daß er in seiner Weise ein »moderner« Mensch war: Die vielfältigen technischen Leistungen seines Jahrhunderts nahm er mit Interesse, ja mit Bewunderung zur Kenntnis. Doch solches Beeindrucktsein ergab noch keineswegs den Ansatzpunkt zur künstlerischen Inspiration. Was ihn – einen Künstler der Imagination – zum Malen anregte, war vielmehr die Vorstellung vom Reich seiner Frühzeit, von einer Welt, die ihm inzwischen »kleinstädtisch« verklärt erschien – wie sich denn für zahlreiche Menschen das Reich der eigenen Jugend, trotz aller ausgestandenen Widrigkeiten, im Laufe des Lebens in der Erinnerung zum Paradies wandelt. Bei Spitzweg kam hinzu, daß es sich um die Jahre vor der um 1830 in Deutschland rapide einsetzenden industriellen Revolution, also um eine aus dem Rückblick ganz andersartige Epoche handelte. Doch unwillkürlich – und das ist entscheidend – geriet dem Maler dieses Reich seiner frühen Jahre zum Modell des Gemeinwesens, zum »Welttheater«, in dessen Darstellung sich das Unbehagen an den tatsächlich von ihm im Laufe der Jahrzehnte erfahrenen Auswirkungen der gesellschaftlichen Verhältnisse niederschlug. Je größer der Zauber seines Vergangenheitstraumes war, desto schärfer zeigte sich innerhalb dieses Traumes die Ironie, mit der er das »Menschengetriebe« erfaßte: die verschiedenen Formen der Sinnlosigkeit, des Sich-Verweigerns, des Sich-Verklemmens und Ins-Abseits-Geratens, und dies umso spürbarer, als sich zugleich das Verlangen nach unverstelltem Menschentum in seinem Werk immer stärker niederschlug. Nicht zufällig vergrößerte sich bei seiner Motivwahl der Anteil der Landschaft, wobei in der Natur die zeitbedingten Widersprüche für ihn mehr und mehr entfielen. Wie so viele Künstler des 19. Jahrhunderts litt Spitzweg, wenn er auch bestimmte Errungenschaften seiner Zeit durchaus bejahte, unter den Wirkungen der neuen Produktionsweisen, das heißt unter den ihnen entsprechenden Formen der Gesellschaft, mit denen er sich nicht identifizieren konnte. Das Beeindruckende an seinem Werk ist die ehrliche, dabei aber immer liebenswürdige Entschiedenheit, mit der er solches Ungenügen artikulierte.

Doch in welcher Form geschah dies? Da Spitzweg von biedermeierlich-zeichnerischen Ausdrucksformen ausgegangen war und im Laufe der Jahre jene frische, immer freiere Lockerheit einer variablen Malerei erreicht hatte, da er sich zudem immer mehr zum »Landschafter« entwickelte, treffen manche für den Impressionismus typische Elemente auch für seine Schaffensweise zu: Das Vorbild der Meister von Barbizon hatte ihn angeregt, die Suggestion hellen Sonnenlichts, die Wirkung des Atmosphärischen mit malerischen Mitteln zu erreichen. Auch die Vollgültigkeit des Skizzenhaften im abgeschlossenen Kunstwerk zeigt sich in vielen seiner Arbeiten. Doch in der Spätzeit des Malers war in Frankreich längst eine neue Künstlergeneration angetreten, und erst diese ist als die der Impressionisten anzusprechen. Inspiriert durch das Vorbild Corots und Jongkinds, hatten bereits in den sechziger Jahren Künstler wie Eugène Boudin, Claude Monet oder Camille Pissarro begonnen, ihre kühnen, hellen Bilder zu malen. Dabei war es nicht die mit freier Pinselführung verbundene Helligkeit allein, die das »Impressionistische« ihrer Werke ausmachte, sondern die neue Konsequenz, mit der diese Maler an Ort und Stelle genau das auf die Leinwand bannten, was sich auf ihrer Netzhaut widerspiegelte, möglichst mit allen Zufälligkeiten der Beleuchtung und der optischen Proportion. Und ausgehend von einem vergleichbaren Verlangen, den Eindruck des Augenblicks treffend zu erhaschen, kamen in Deutschland andere Künstler dem Impressionismus noch näher als Spitzweg, von Carl Blechen über Adolph Menzel bis hin zu den Meistern der Weimarer Malerschule.

Spitzweg dagegen schuf auch seine Landschaften aus der Vorstellung. So aufmerksam der Künstler immer wieder bestimmte optische Eindrücke aufnahm und sie mit zunehmend realistischer Auffassung gestaltete, so ließ er doch auf seinen Gemälden Gras und Kraut wachsen, wo er wollte, richtete leuchtende Berge auf oder schuf sich Einblicke in schattige Wälder. Man kann ihn also nicht vorwiegend als Vorläufer des deutschen Impressionismus werten, will man das Besondere, von ihm selbst Erarbeitete seiner Malerei erfassen. Dies Individuelle, Unwiederholbare, zeigt sich wohl eher darin, daß er den Widerspruch zwischen pointierter Bilderzählung und schöner, pleinairistisch-kostbarer Bildhaut überwand. Mit dem persönlichen Wagnis seines Kunstwollens verband sich in solchem Ausgleich zwischen gedanklich bestimmtem Sujet und malerisch freier, vom optisch-atmosphärischen Eindruck bedingter Ausführung der Mut, auch im Vollbringen eigene Wege zu gehen. Und es war wohl in der Tat die Fähigkeit, diesen an sich unvereinbaren Gegensatz durch eine ungewöhnliche malerische Intensität vergessen zu machen, die seinem Schaffen einen so großen »Resonanzboden« verlieh: In erstaunlicher Weise steigerte sich die Breitenwirkung seines Werkes.

Spitzweg selbst hat seinen Ruhm nicht mehr erlebt, doch durch dessen Vorboten konnte er bemerken, welche Ausstrahlung seine Bilder bereits gewonnen hatten. War er damit als Maler am Ziel seiner Wünsche? Einst war in seinem ersten Meisterwerk, dem *Armen Poeten*, bei den dort zitierten »Schritten zum Parnaß«, den *gradus ad parnassum*, zum Ausdruck gekommen, daß dem Künstler der Weg dorthin recht zweifelhaft erschien. Wie aber mochte es jetzt, am Ende seines Lebens, damit aussehen, nachdem er ihn in seiner Weise erstiegen hatte?

Einer der bedeutendsten Schriftsteller deutscher Sprache, Adalbert Stifter (1805 bis 1868), der seinerseits Spitzwegs Werk bewunderte, hat im Vorwort seiner Erzählungssammlung »Bunte Steine« für sich selbst auf die Frage nach dem Ziel seines künstlerischen Schaffens geantwortet, und Spitzweg hätte das – als Maler sinngemäß abwandelnd – in entsprechender Weise wohl auch tun können: »Die Kunst ist mir ein so Hohes und Erhabenes, ... daß ich meine Schriften nie für Dichtungen gehalten habe noch mich je vermessen werde, sie für Dichtung zu halten. Dichter gibt es sehr wenige auf der Welt, sie sind die hohen Priester, sie sind die Wohltäter des menschlichen Geschlechtes; falsche Propheten aber gibt es sehr viele. Allein wenn auch nicht jede gesprochenen Worte Dichtungen sein können, so können sie doch etwas anderes sein, dem nicht alle Berechtigung des Daseins abgeht. Gleichgestimmten Freunden eine vergnügte Stunde zu machen, ihnen allen, bekannten wie unbekannten, einen Gruß zu schicken und ein Körnlein Gutes zu dem Bau des Ewigen beizutragen, das war die Absicht bei meinen Schriften und wird auch die Absicht bleiben. Ich wäre sehr glücklich, wenn ich mit Gewißheit wüßte, daß ich nur diese Absicht erreicht hätte.«

LITERATURHINWEISE

Hermann Uhde-Bernays, Carl Spitzweg. Des Meisters Leben und Werk. München 1922[8]

Wilhelm Spitzweg, Der unbekannte Spitzweg. Ein Bild aus der Welt des Biedermeier. Dokumente, Briefe, Aufzeichnungen. München 1958

Günther Roennefahrt, Carl Spitzweg. Beschreibendes Verzeichnis seiner Gemälde, Ölstudien und Aquarelle. München 1960

Siegfried Wichmann, Carl Spitzweg und sein Freundeskreis. Ausstellungskatalog. München 1968

Jens Christian Jensen, Carl Spitzweg. Zwischen Resignation und Zeitkritik. Köln 1981[5]

Jens Christian Jensen, Carl Spitzweg. Köln 1980

Siegfried Wichmann, Carl Spitzweg. Ausstellungskatalog. München 1985/86

Siegfried Wichmann, Carl Spitzweg. München 1990

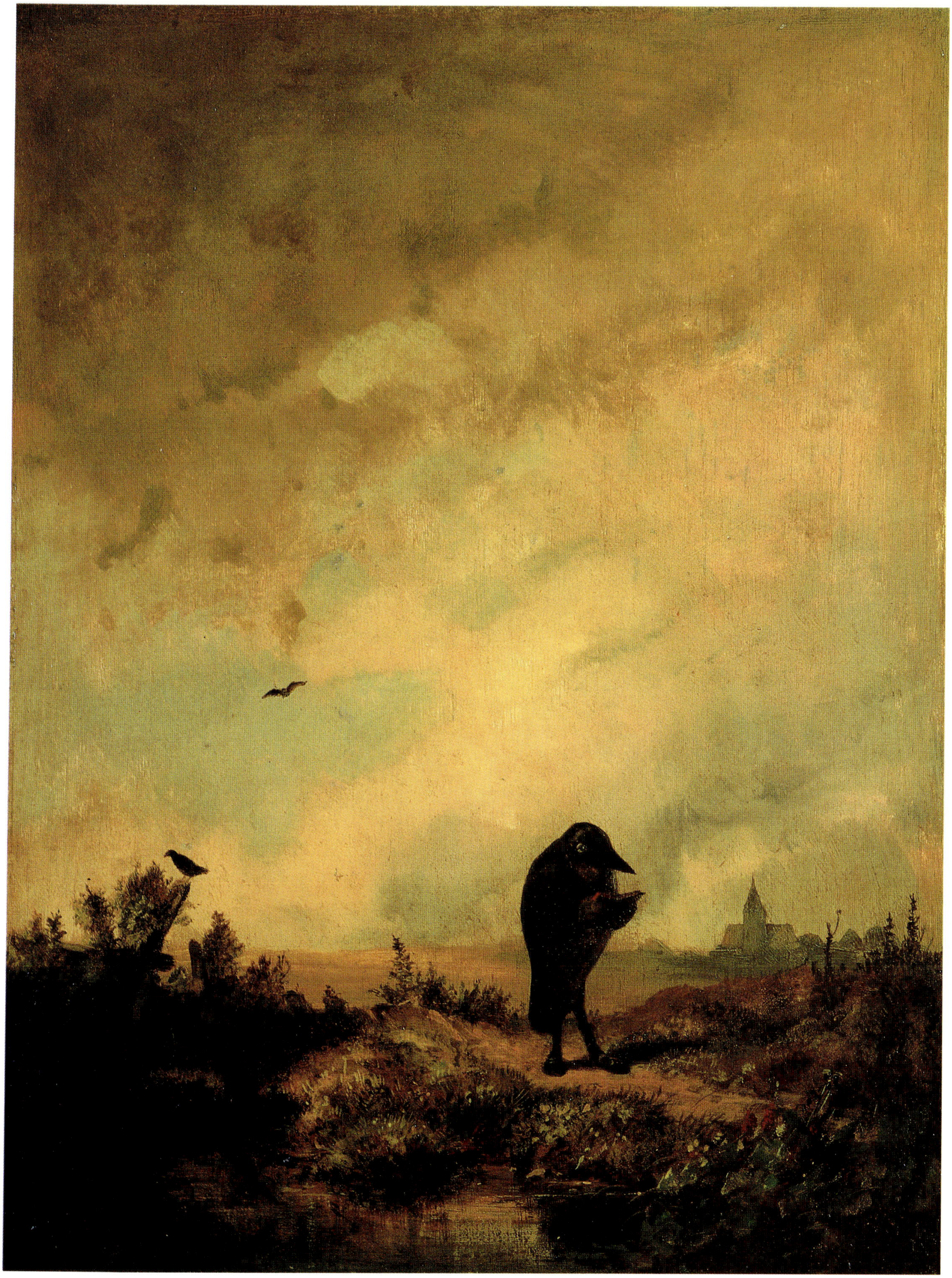

1 Der Rabe

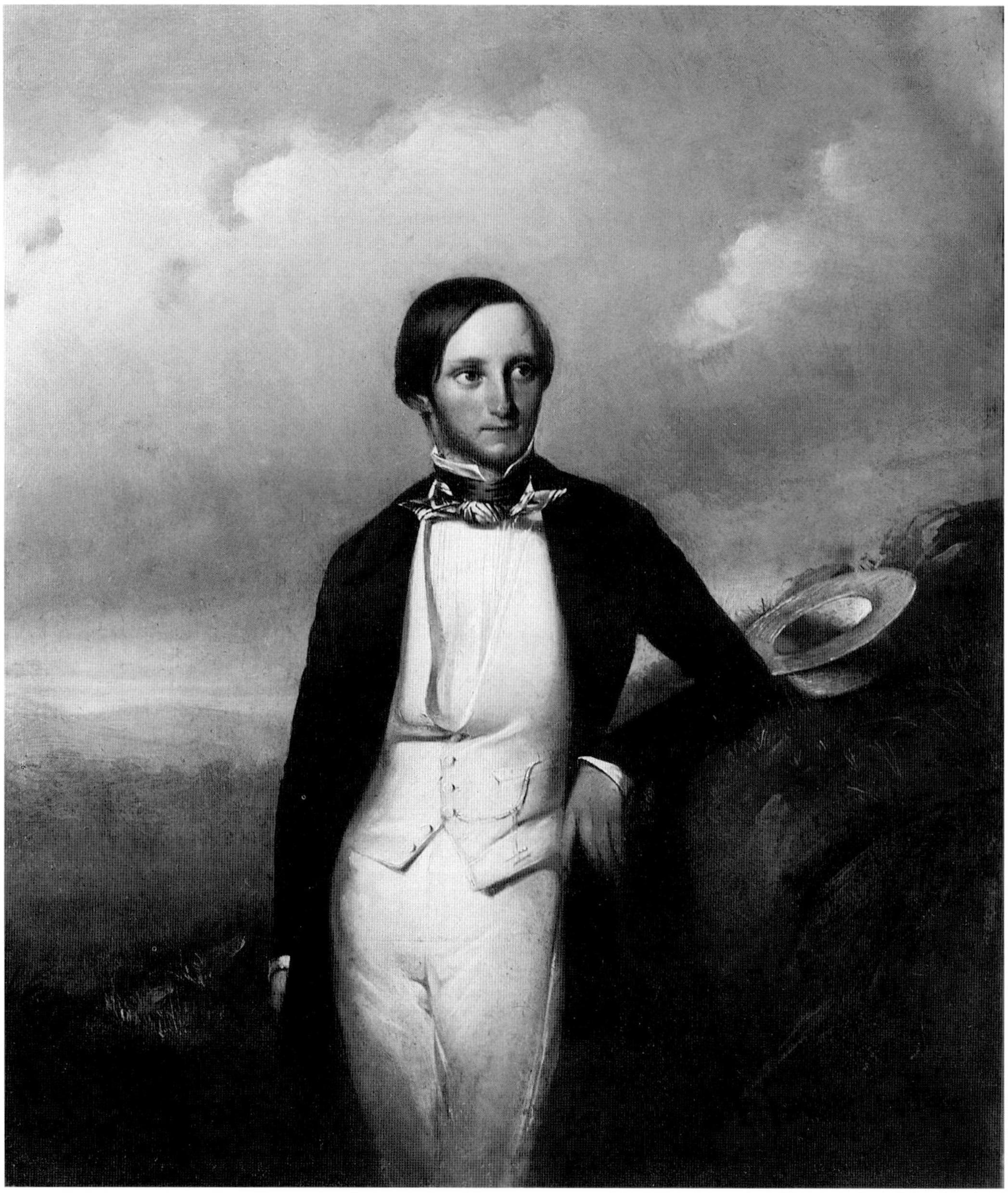

2 Männliches Bildnis

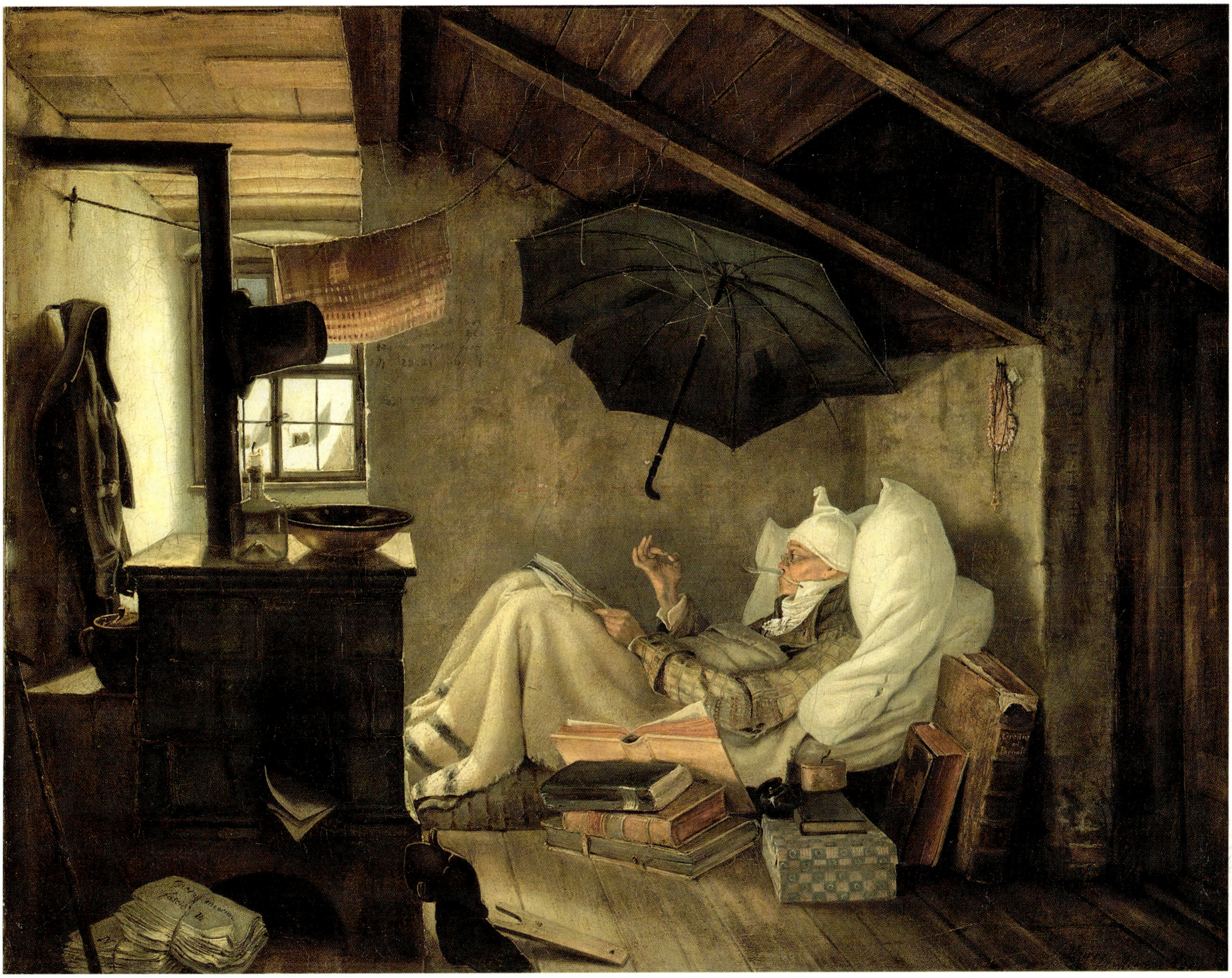

3, 4 Der arme Poet

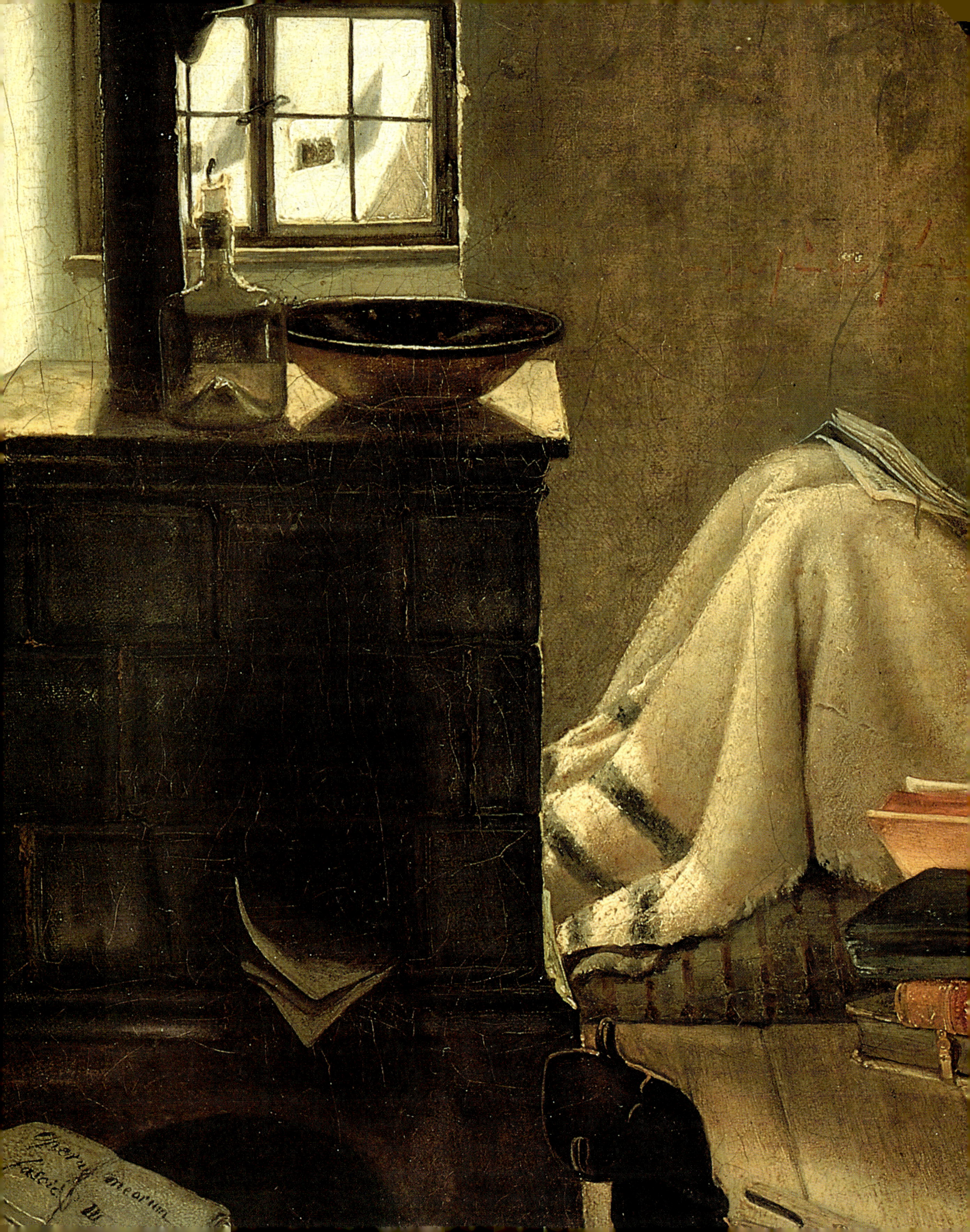
Operum mearum
Fascic. III

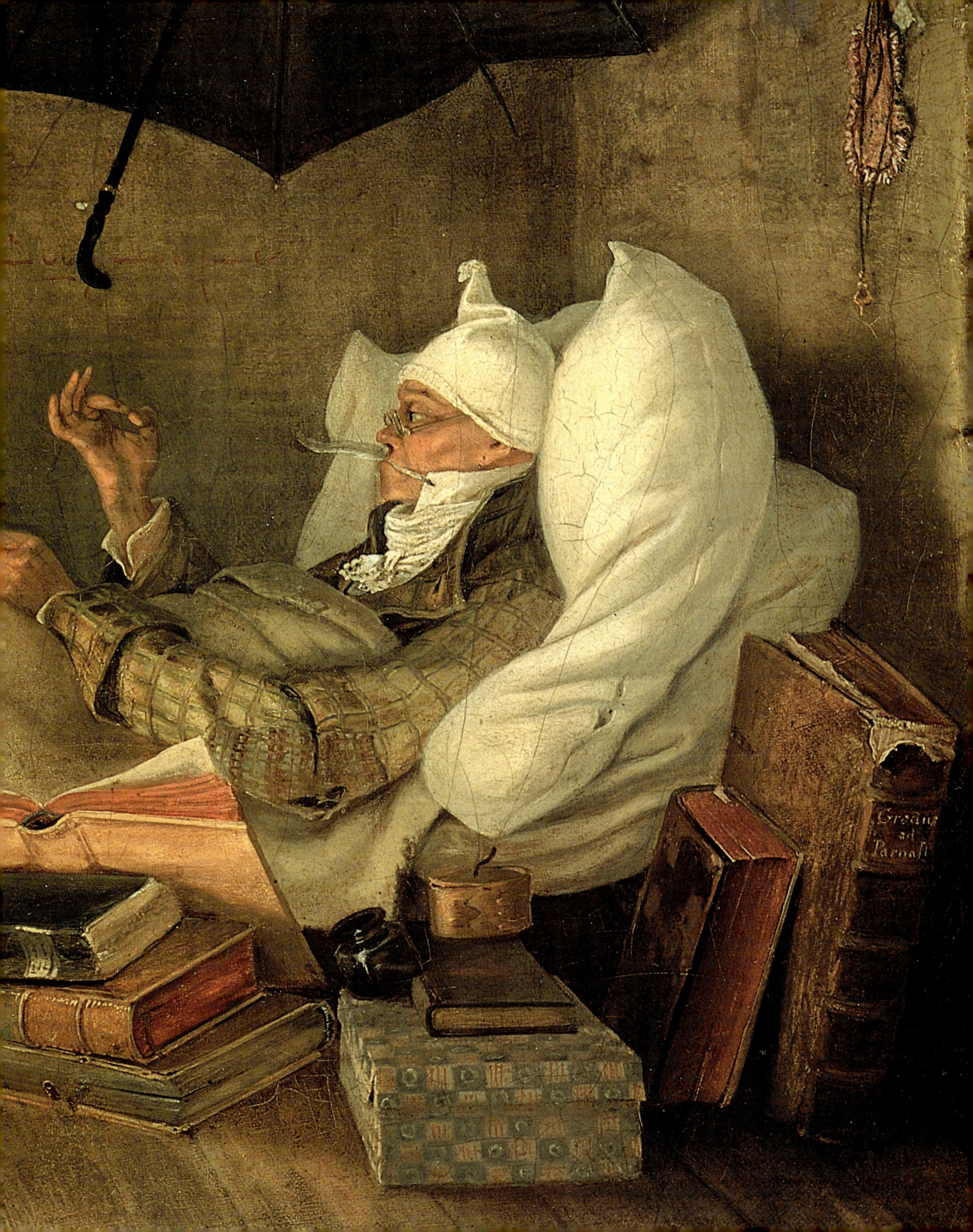
Gradus
ad

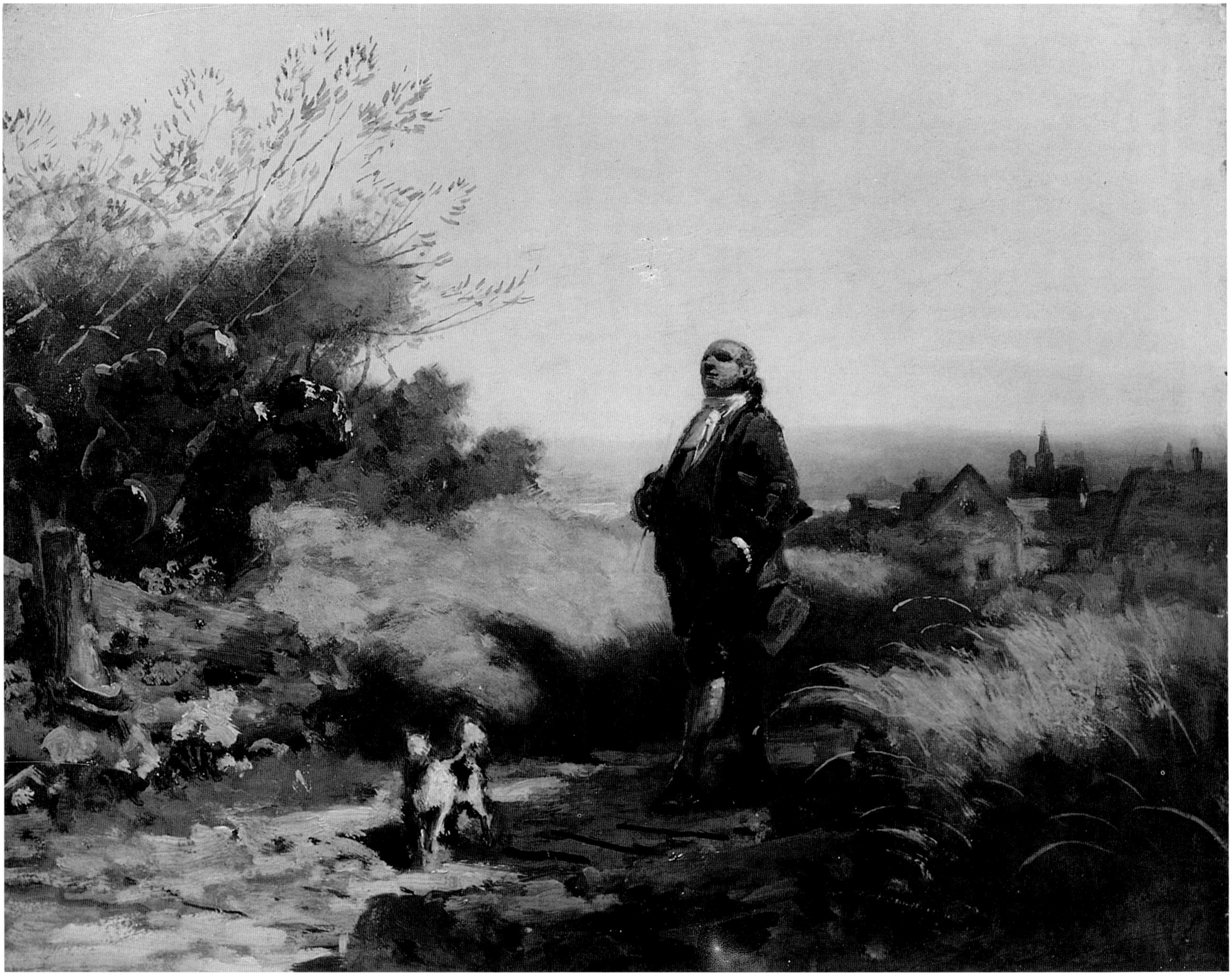

5 Der Gutsherr
6 Der Schmetterlingsfänger

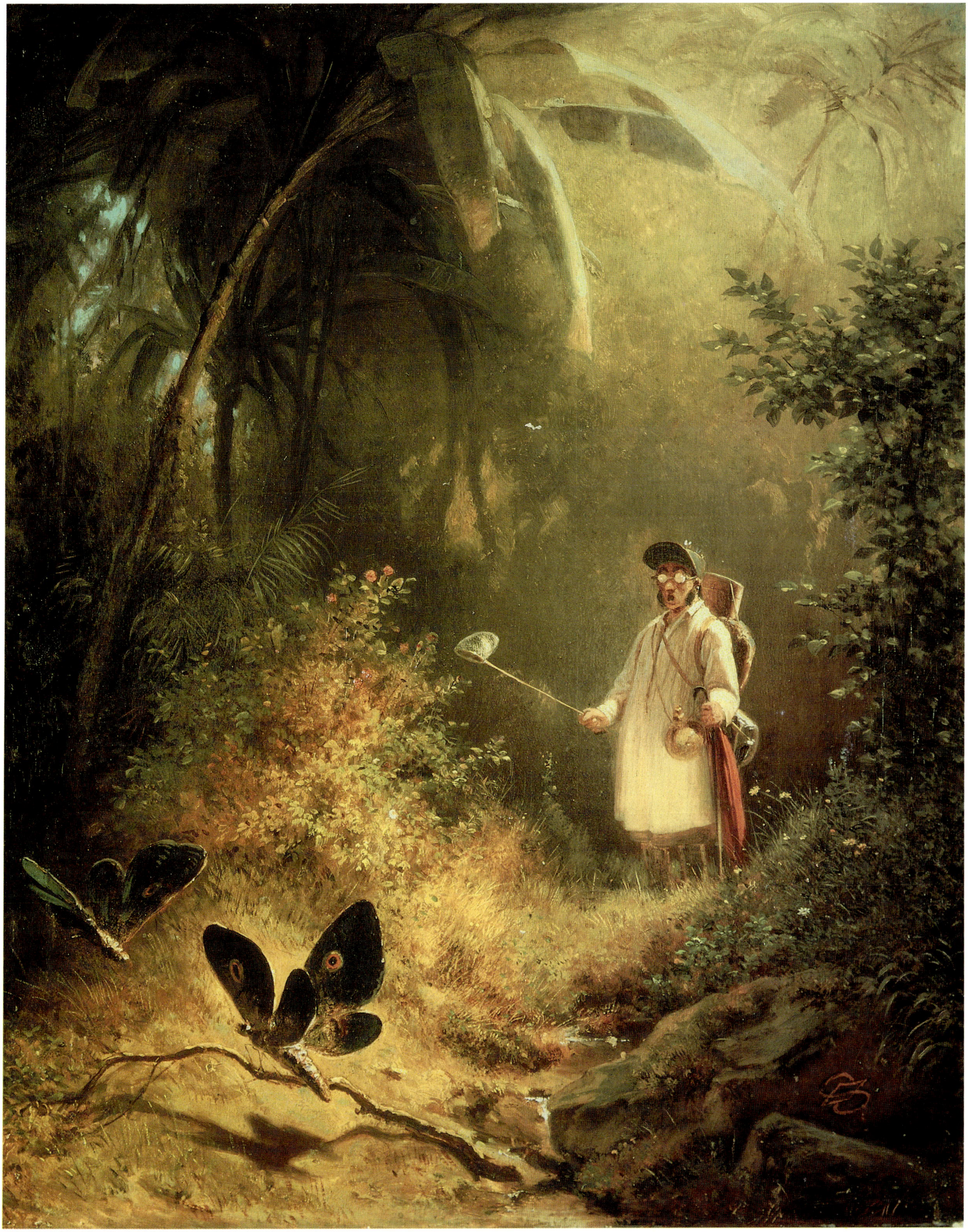

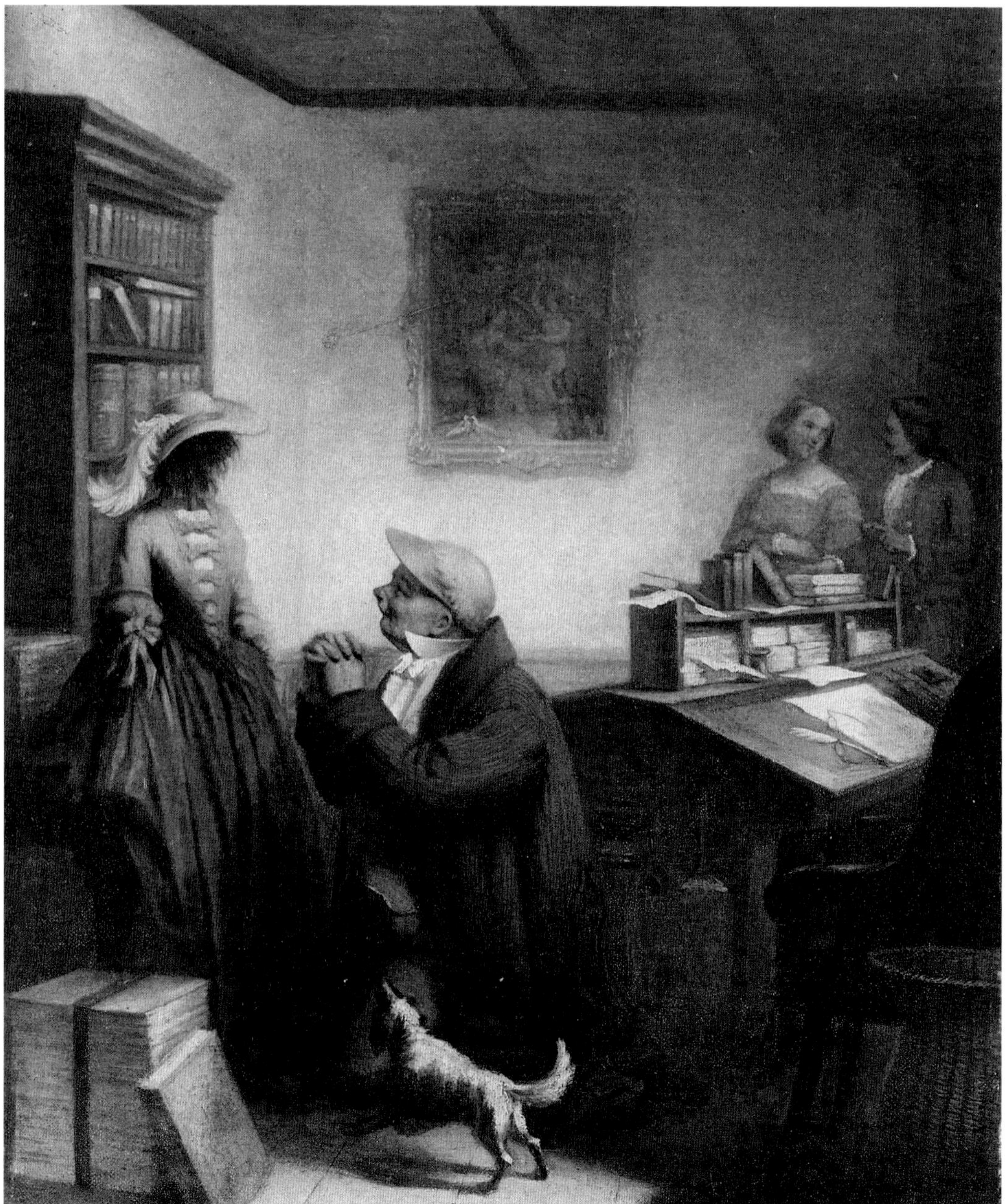

7 Der kurzsichtige Liebhaber

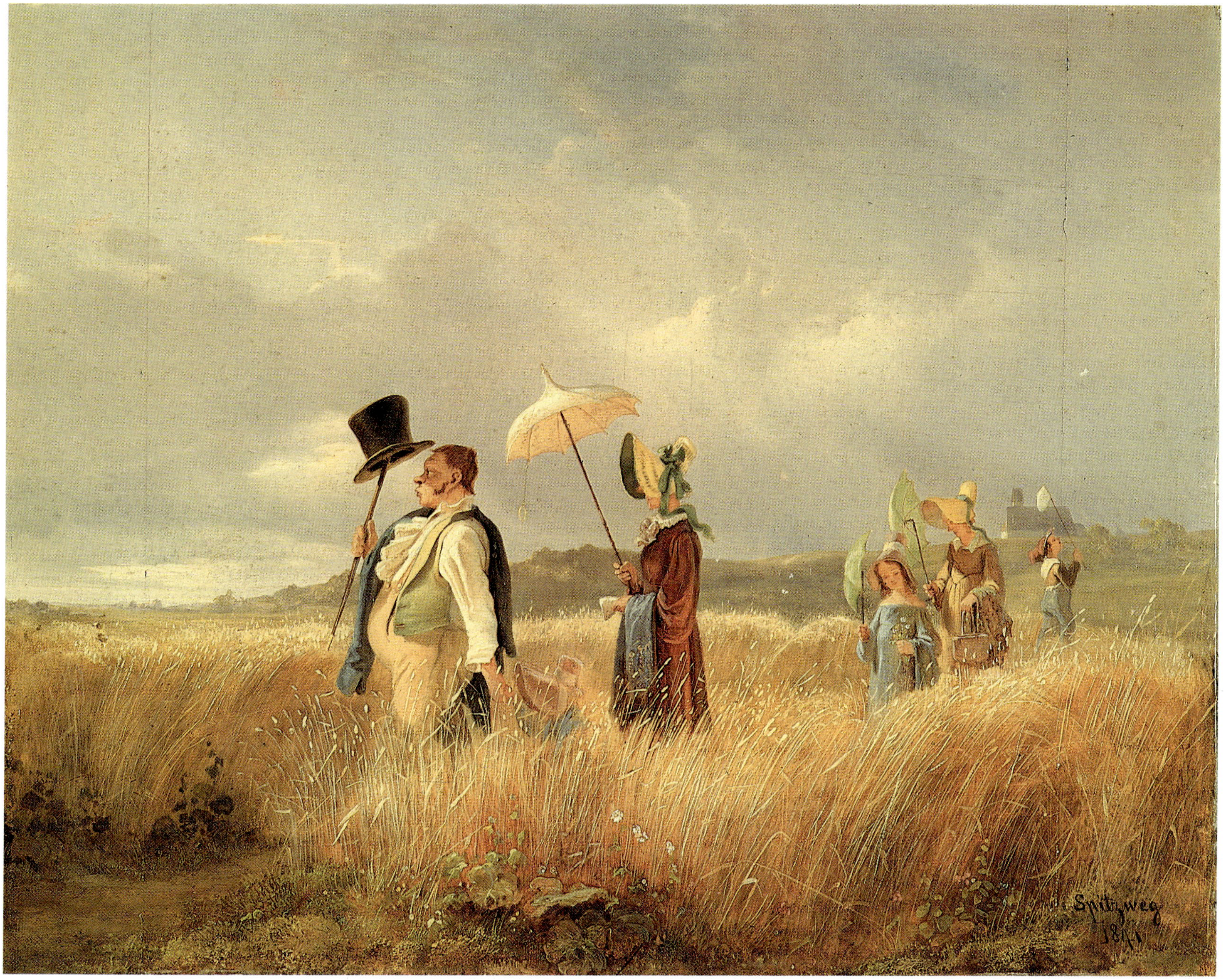

8 Der Sonntagsspaziergang

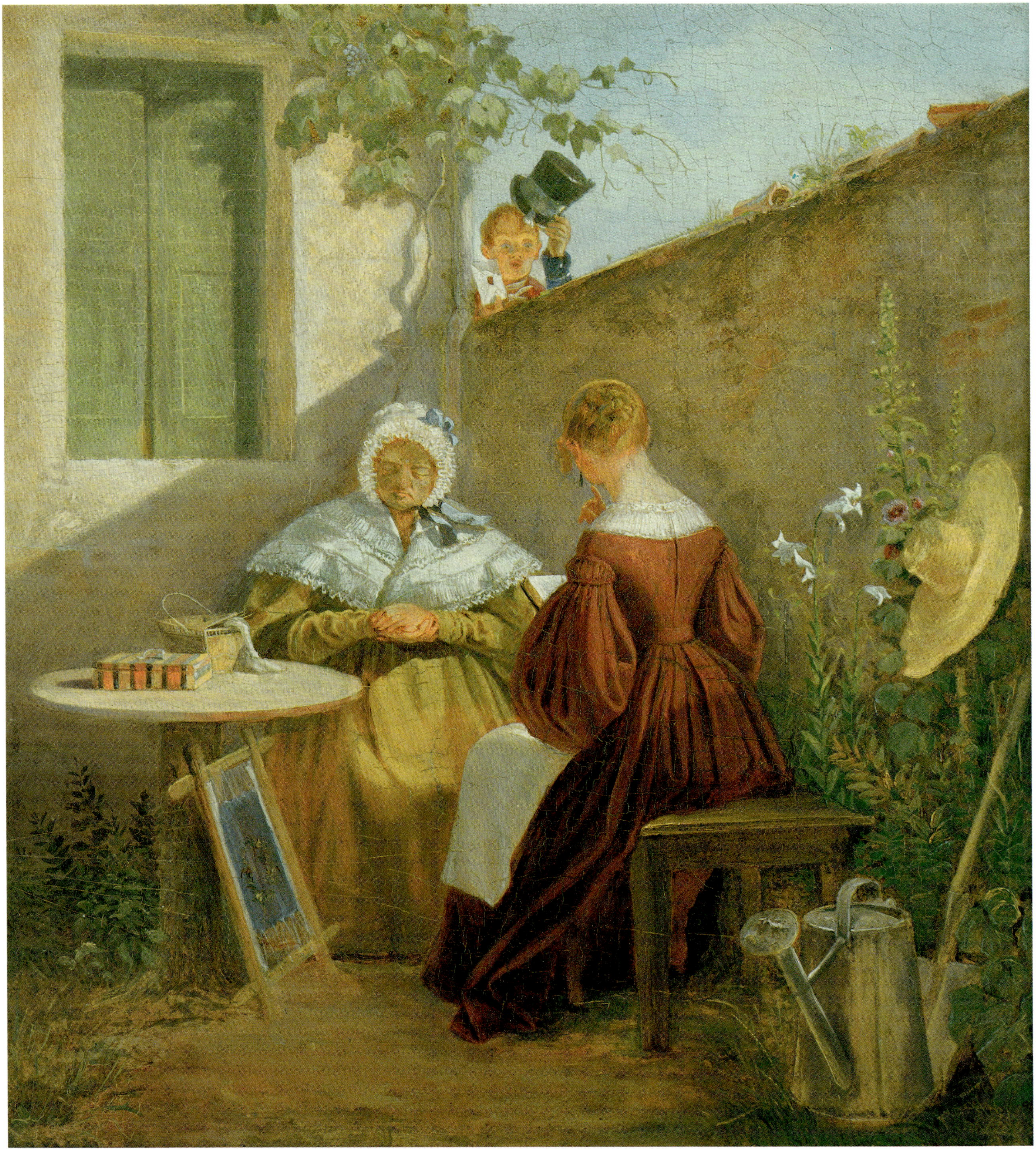

9, 10 Der Liebesbrief

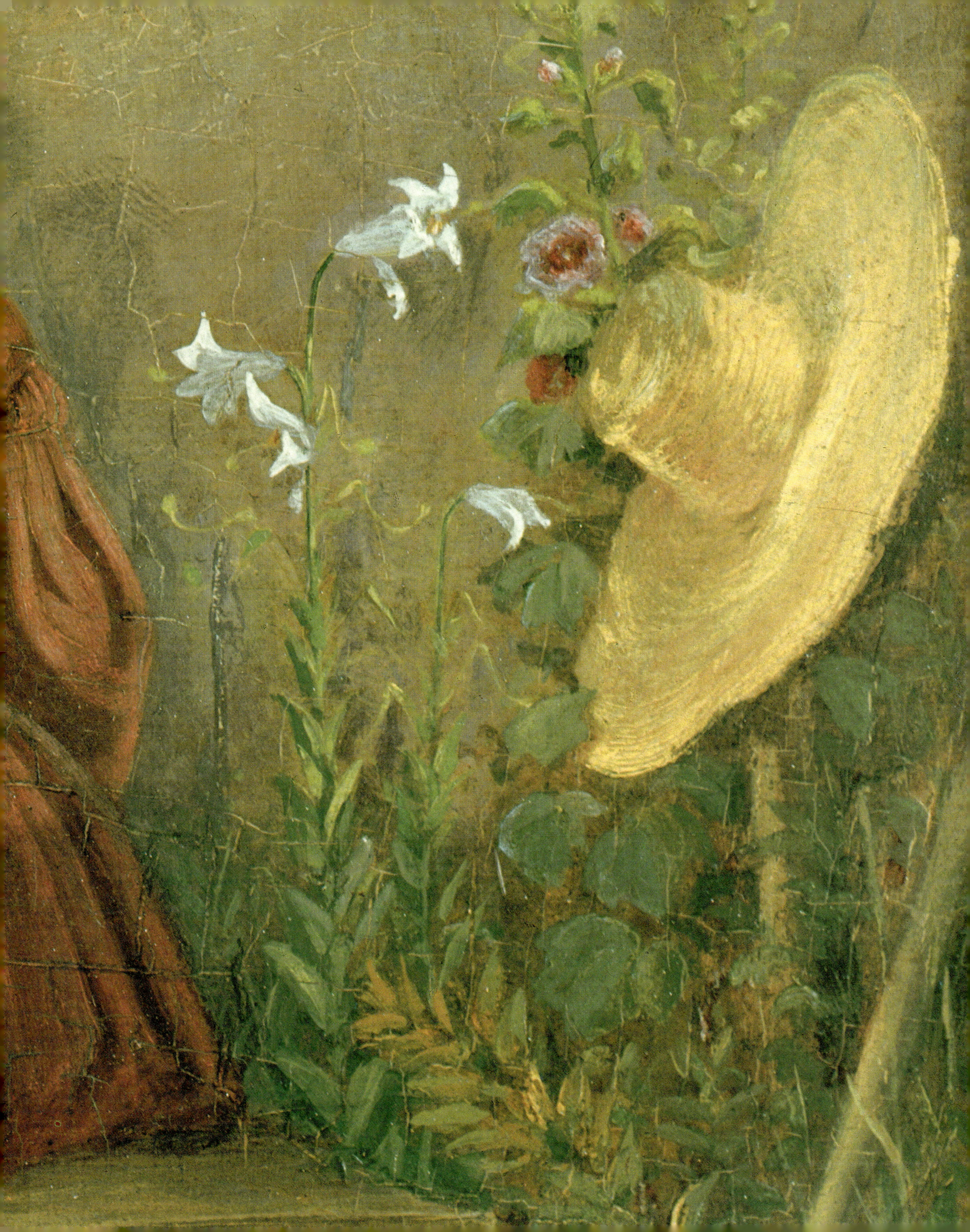

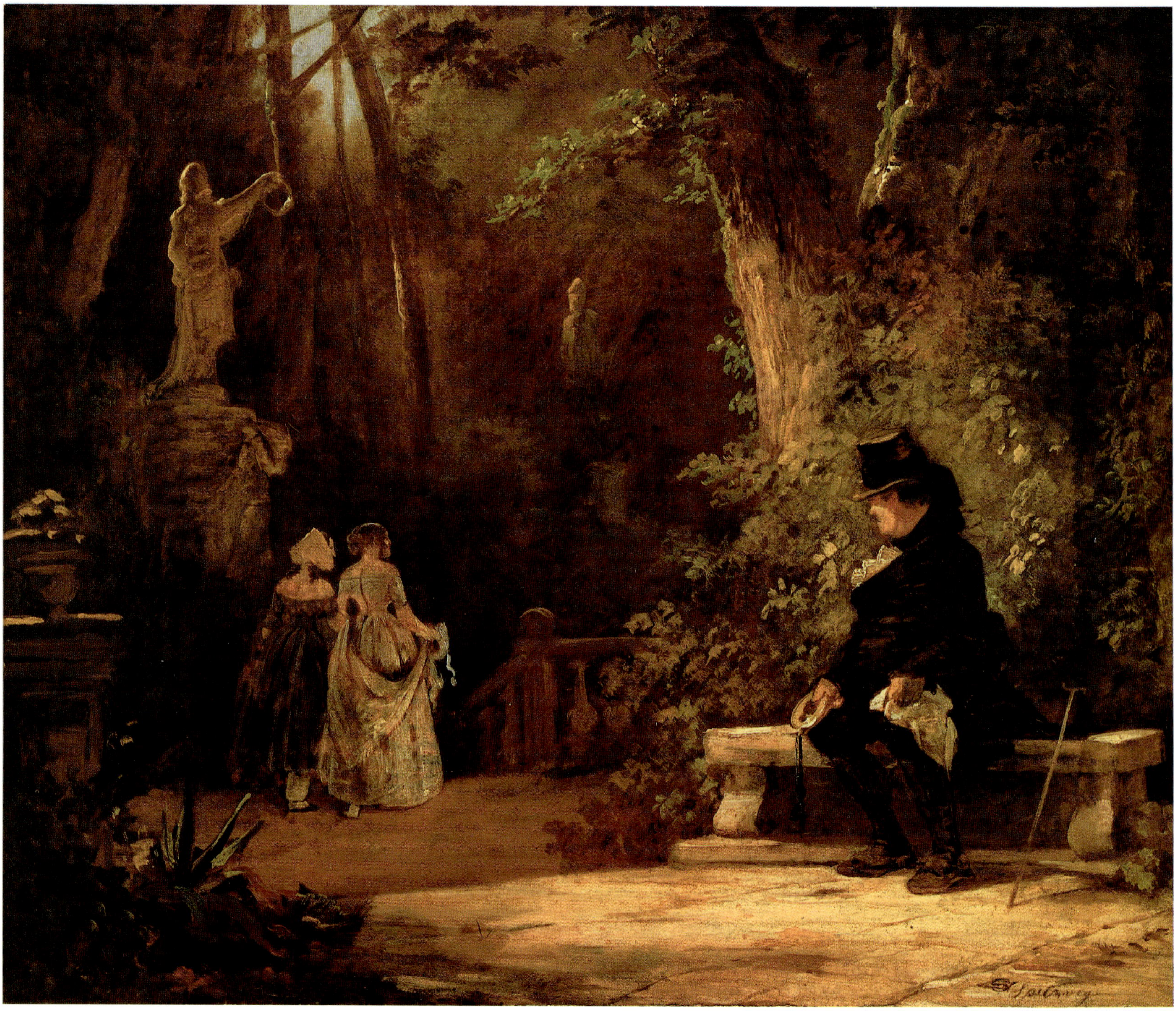

11 Der Witwer

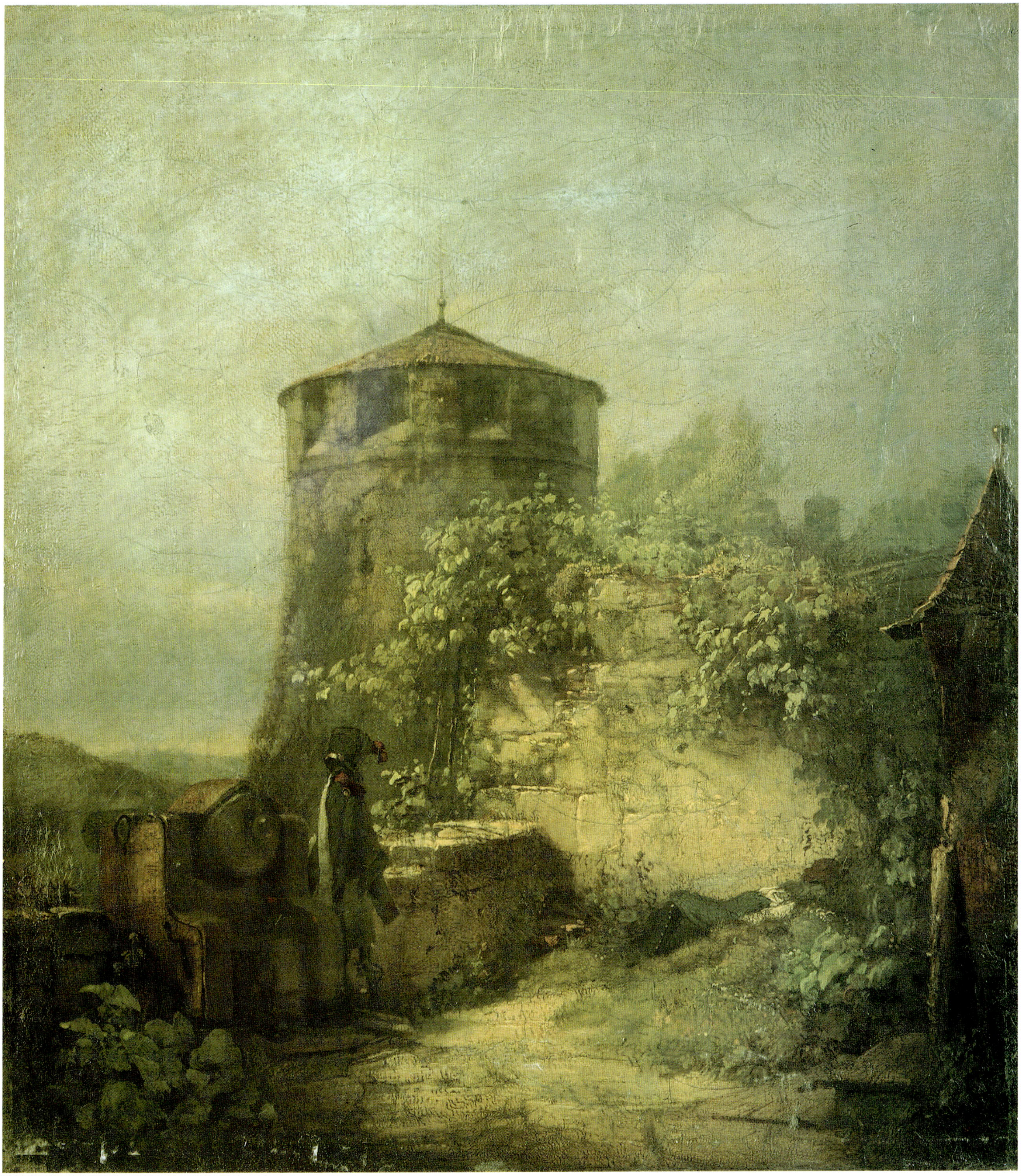

12 Schlafender Wachtposten

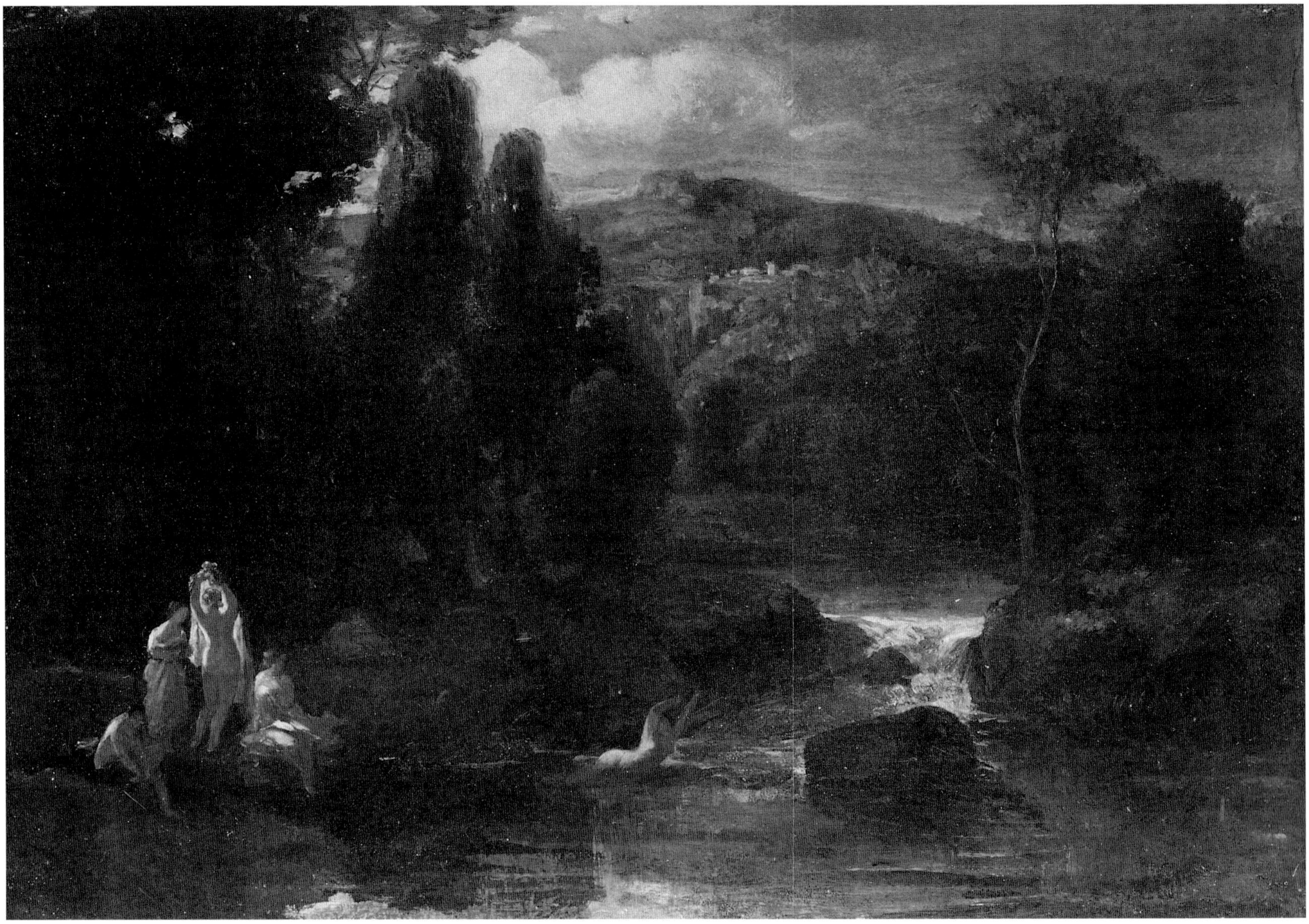

13 Badende Nymphen
14 Der Bücherwurm

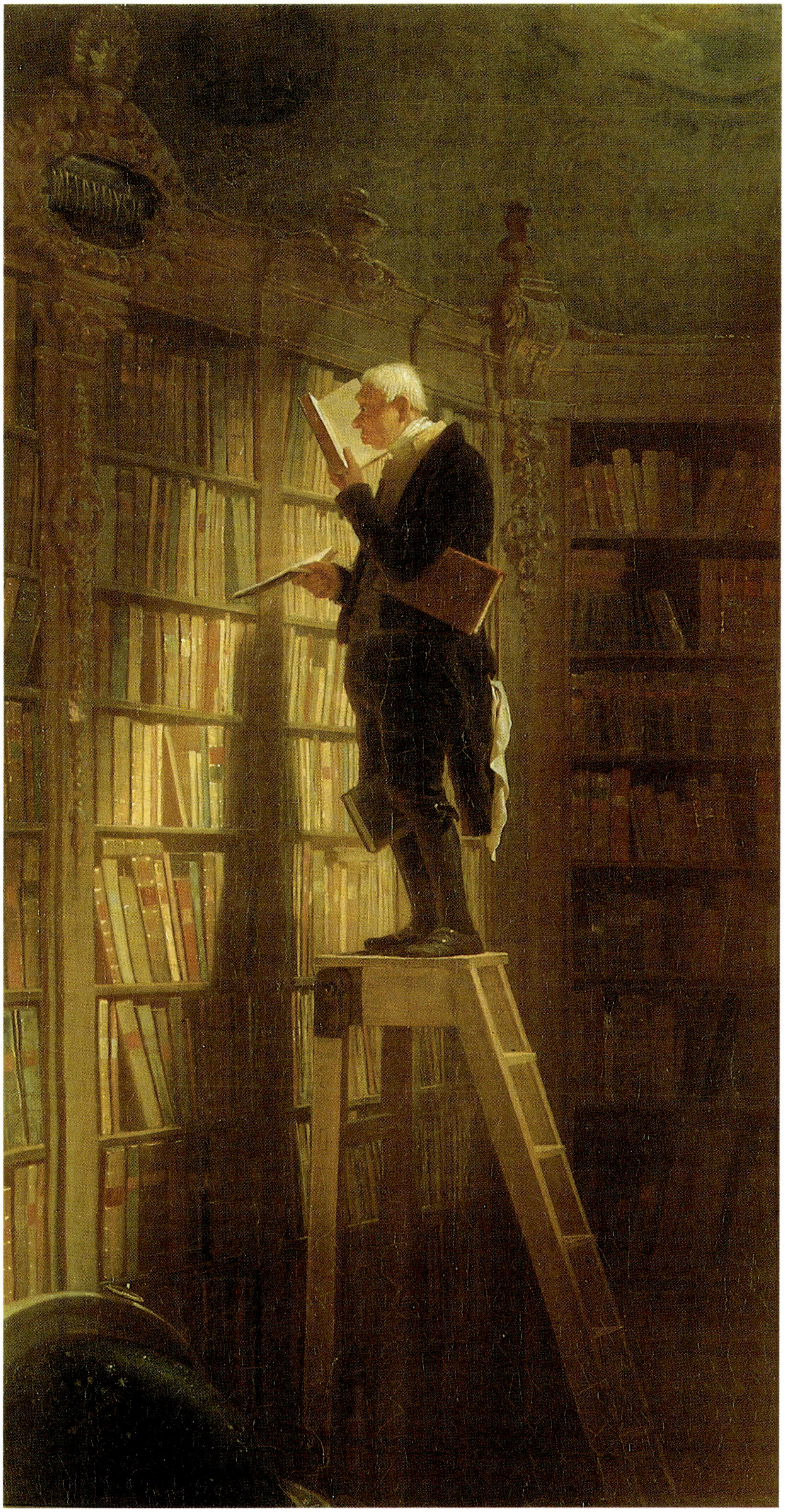

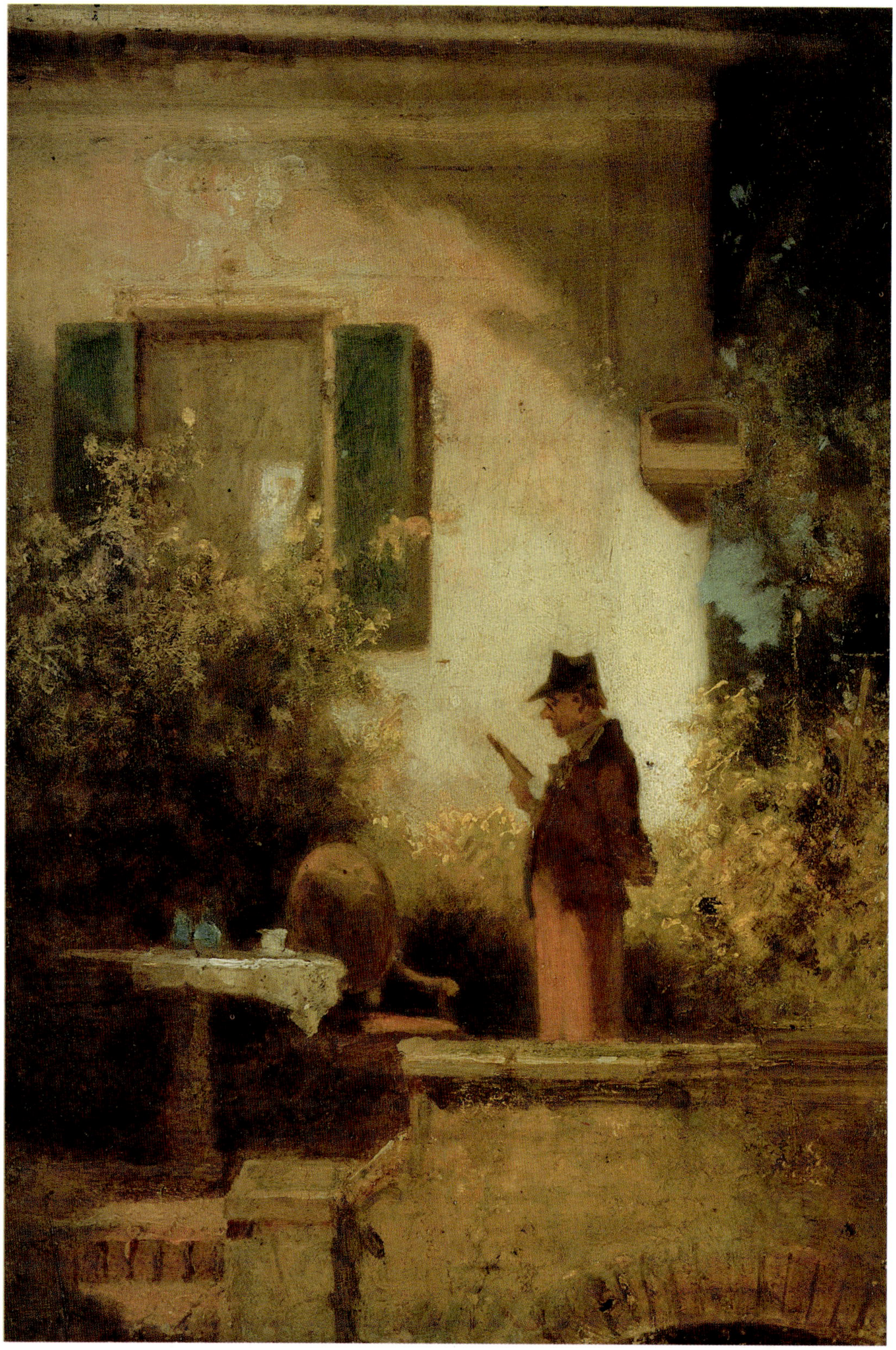

15 Frühstückslektüre
16 Der Lieblingsplatz

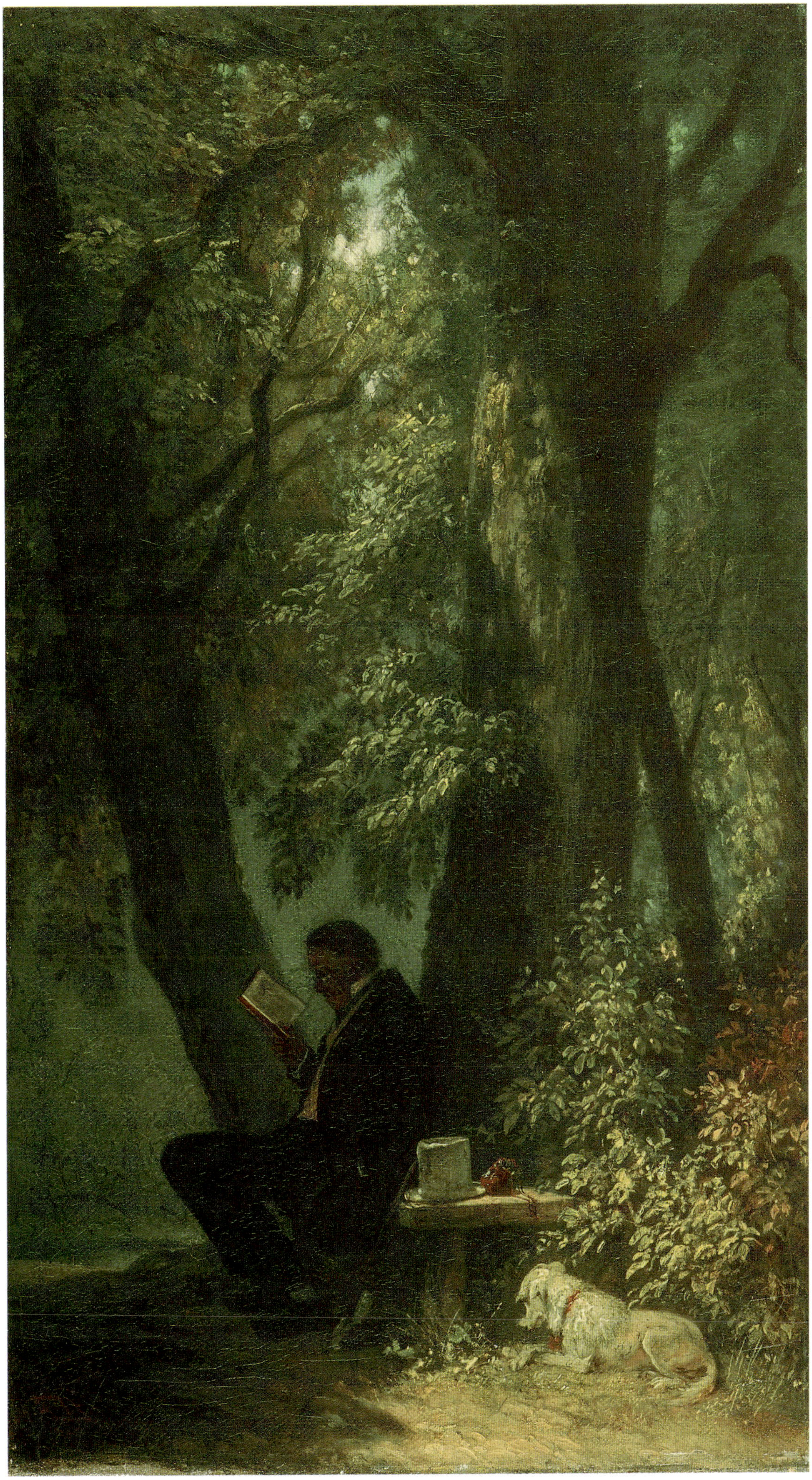

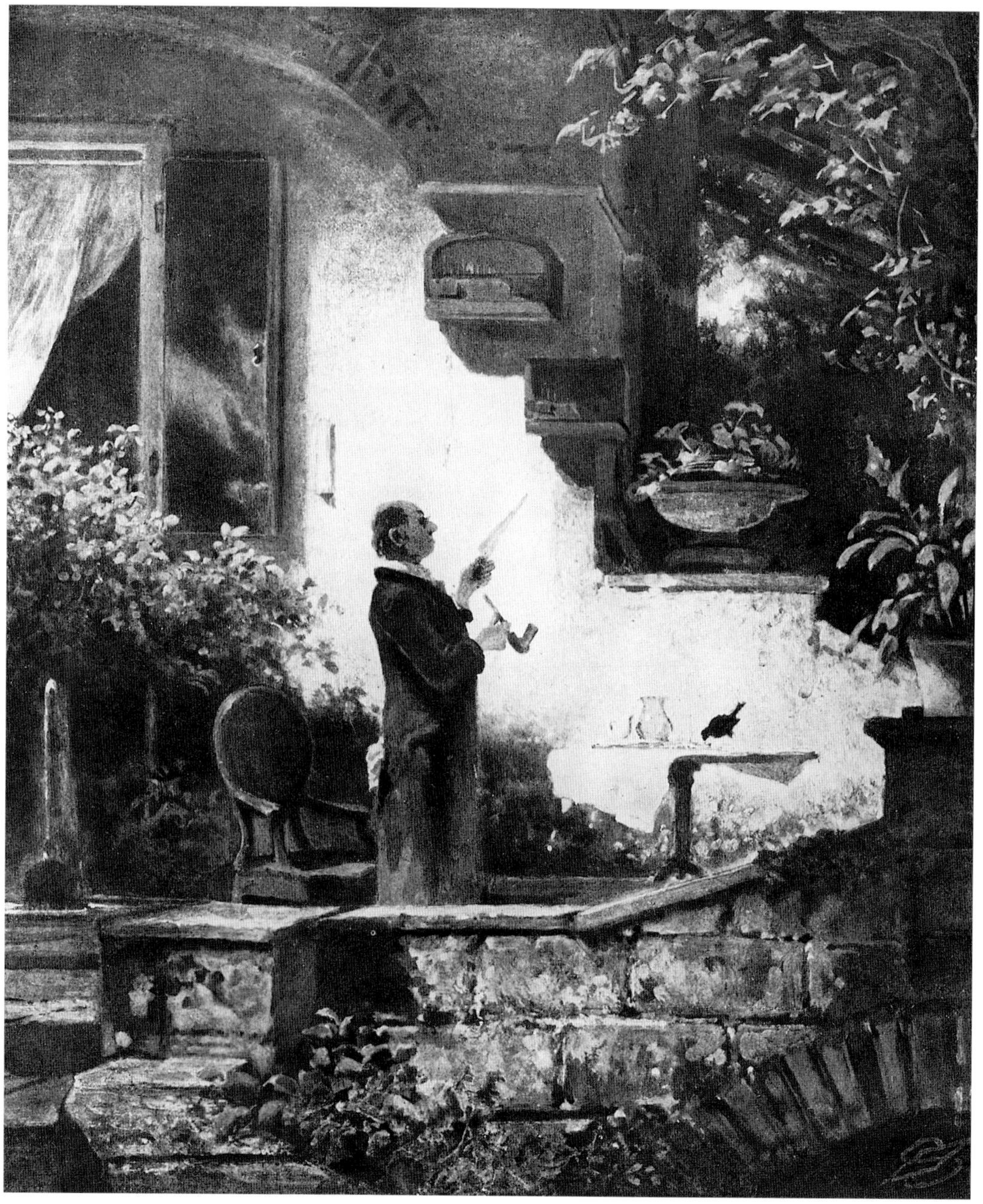

17 Der Pfarrer

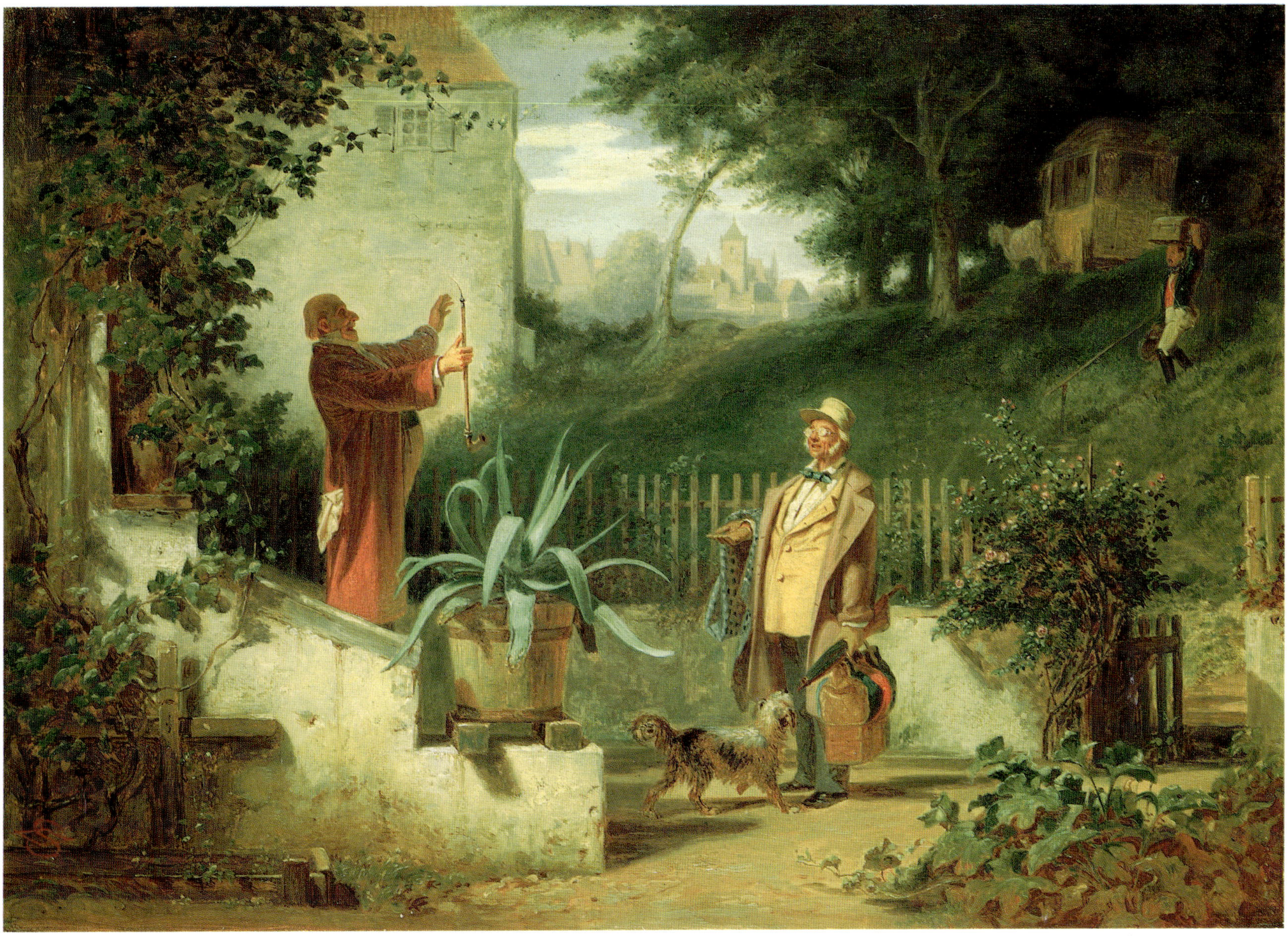

18, 19 Die Jugendfreunde

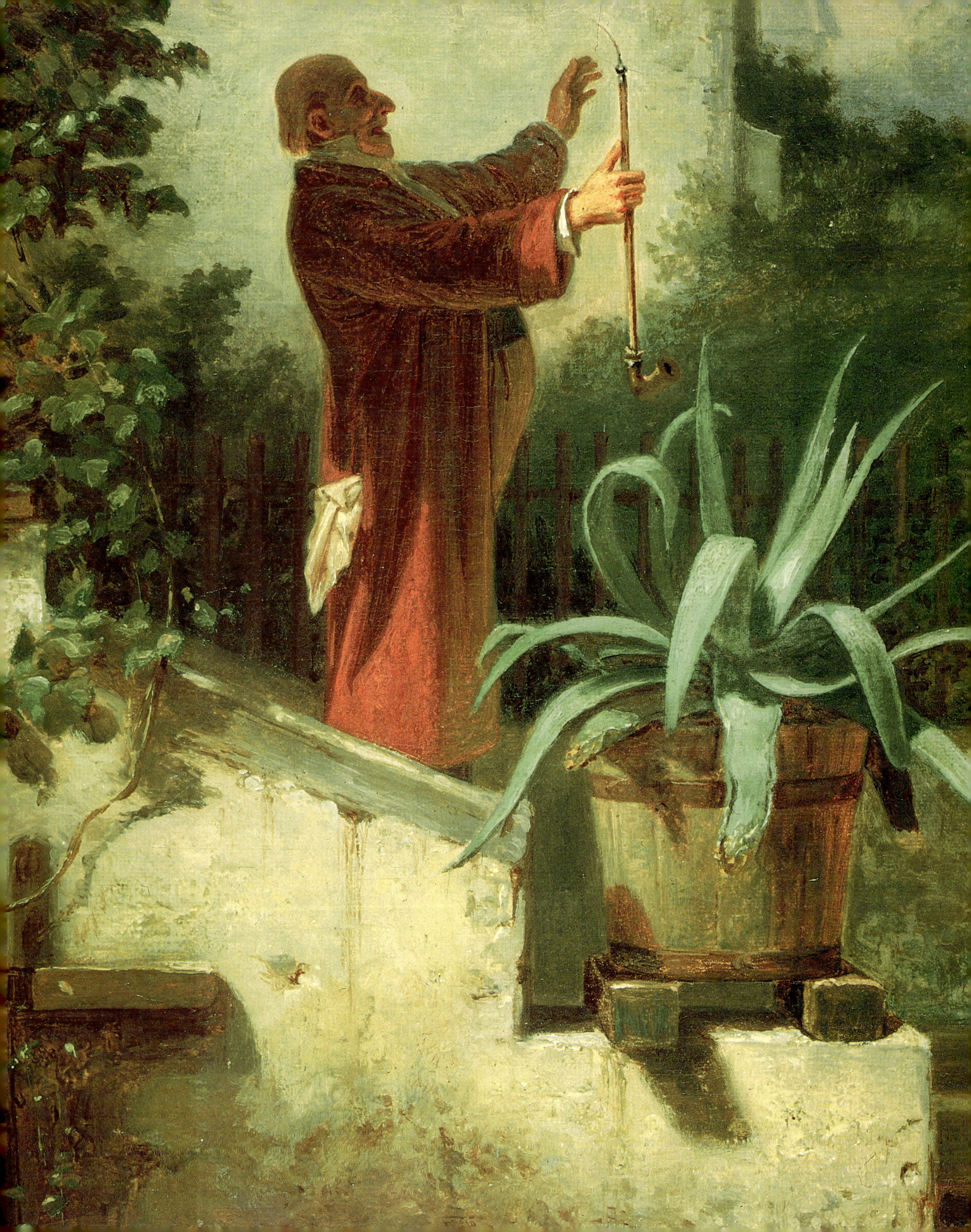

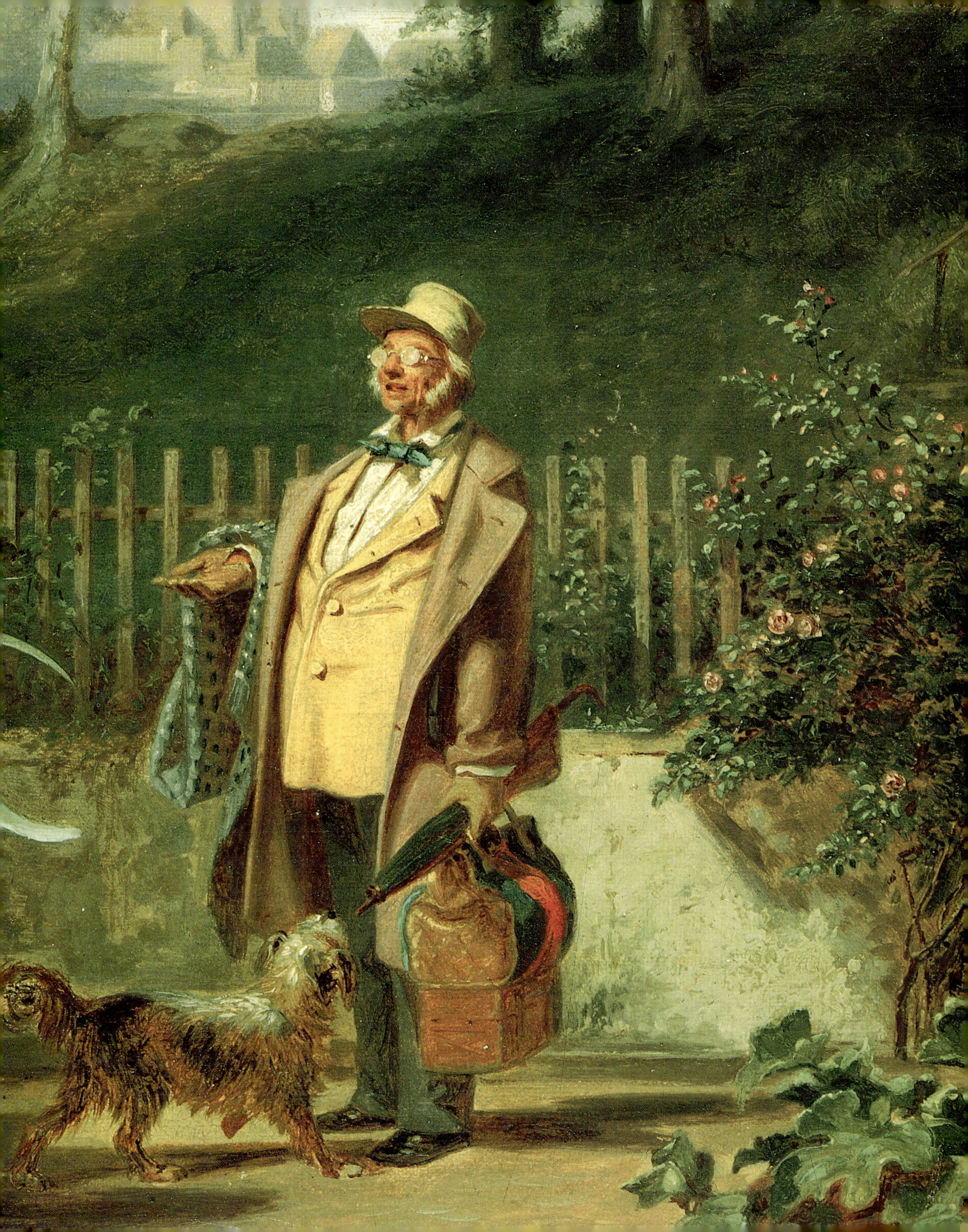

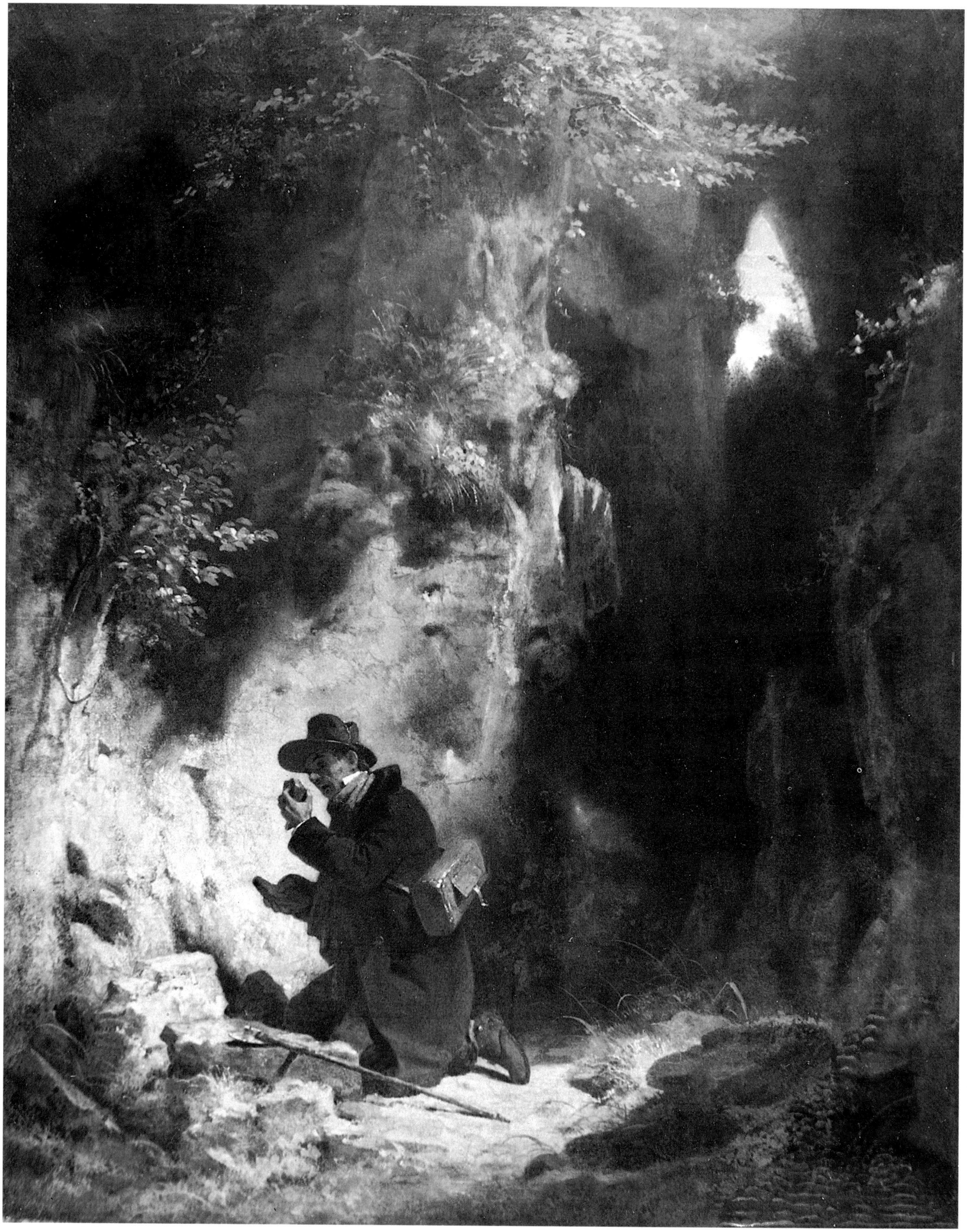

20 Der Geologe
21 Das Ständchen

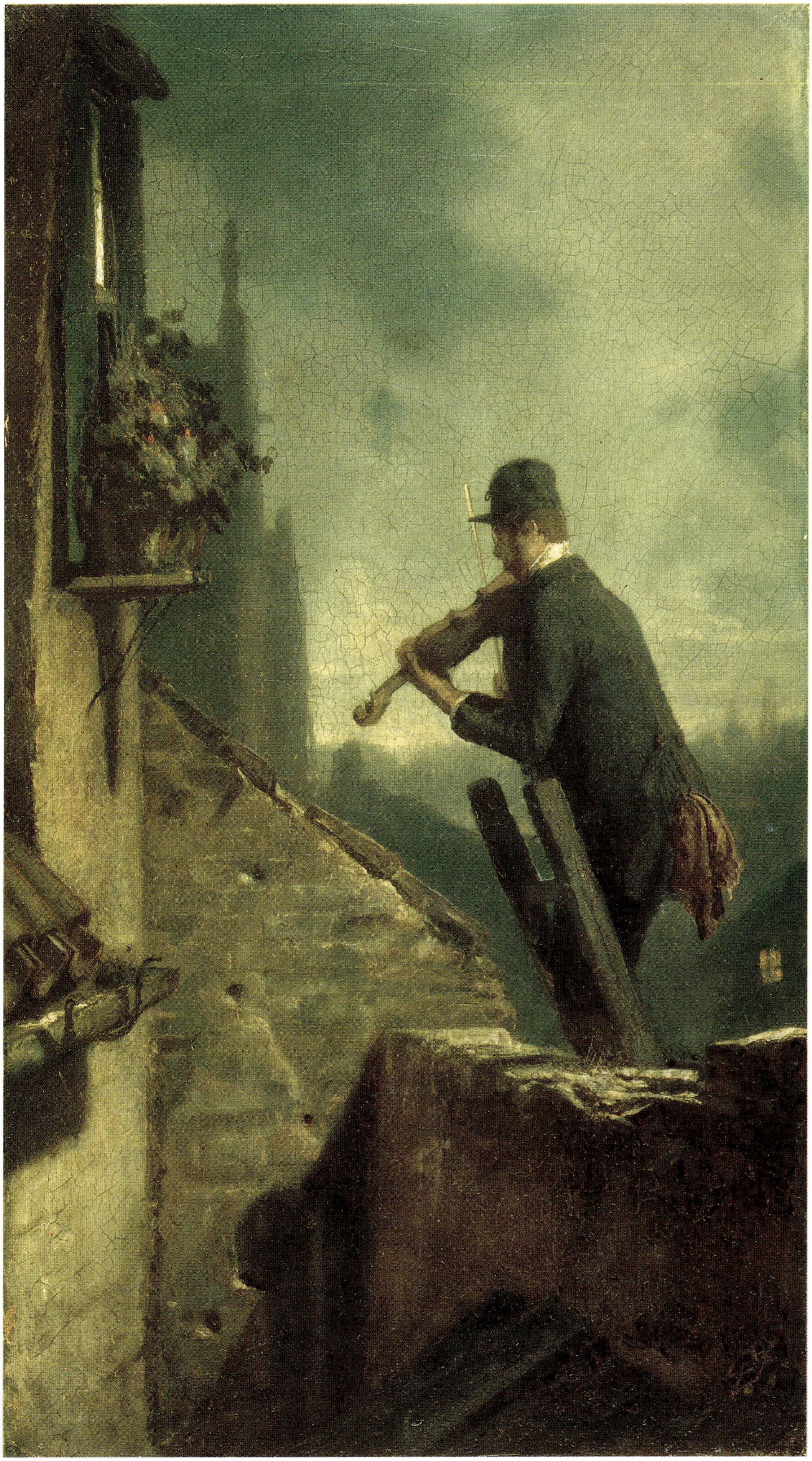

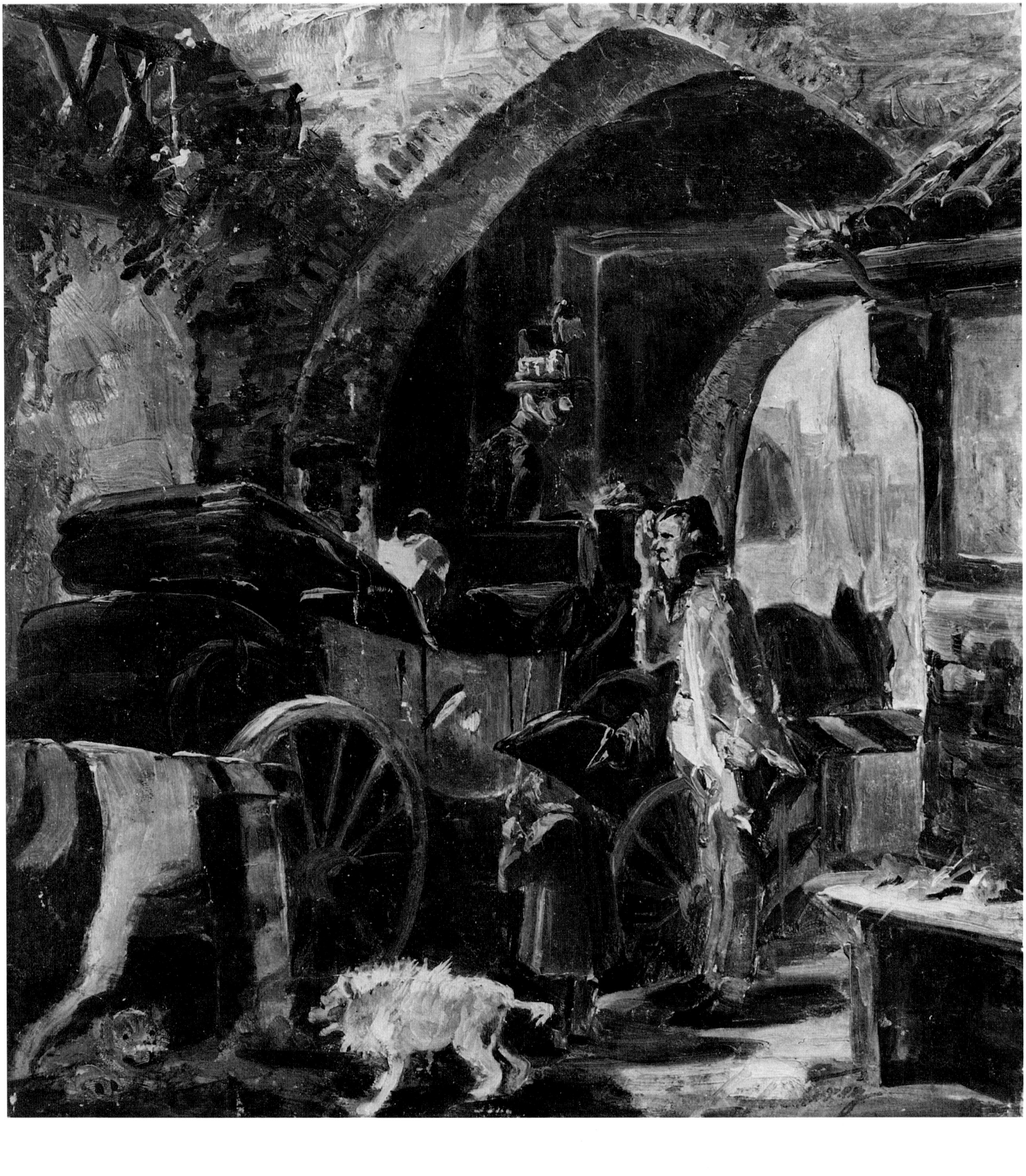

22 Die Postkutsche
23 Der Herr Pfarrer als Kakteenliebhaber

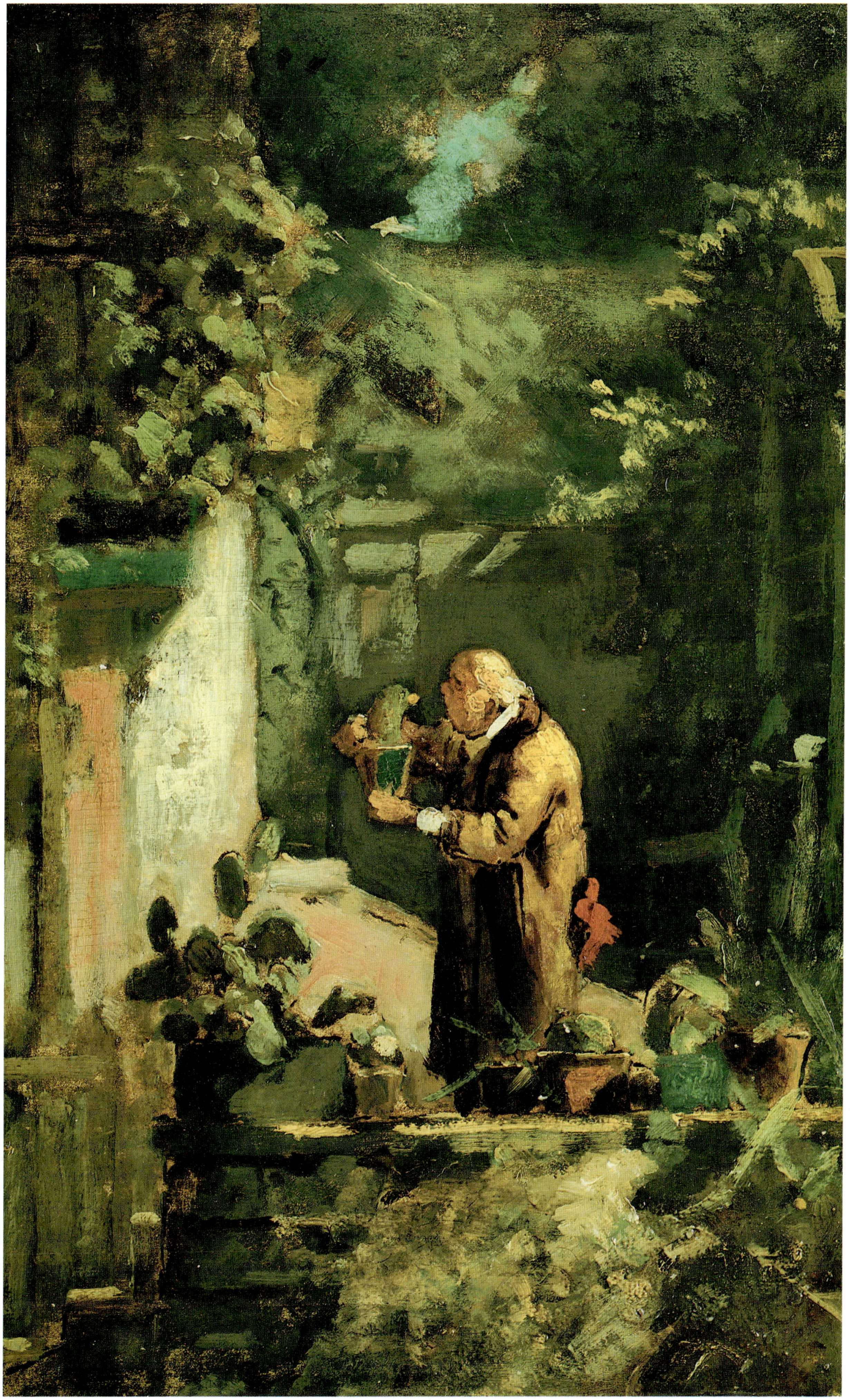

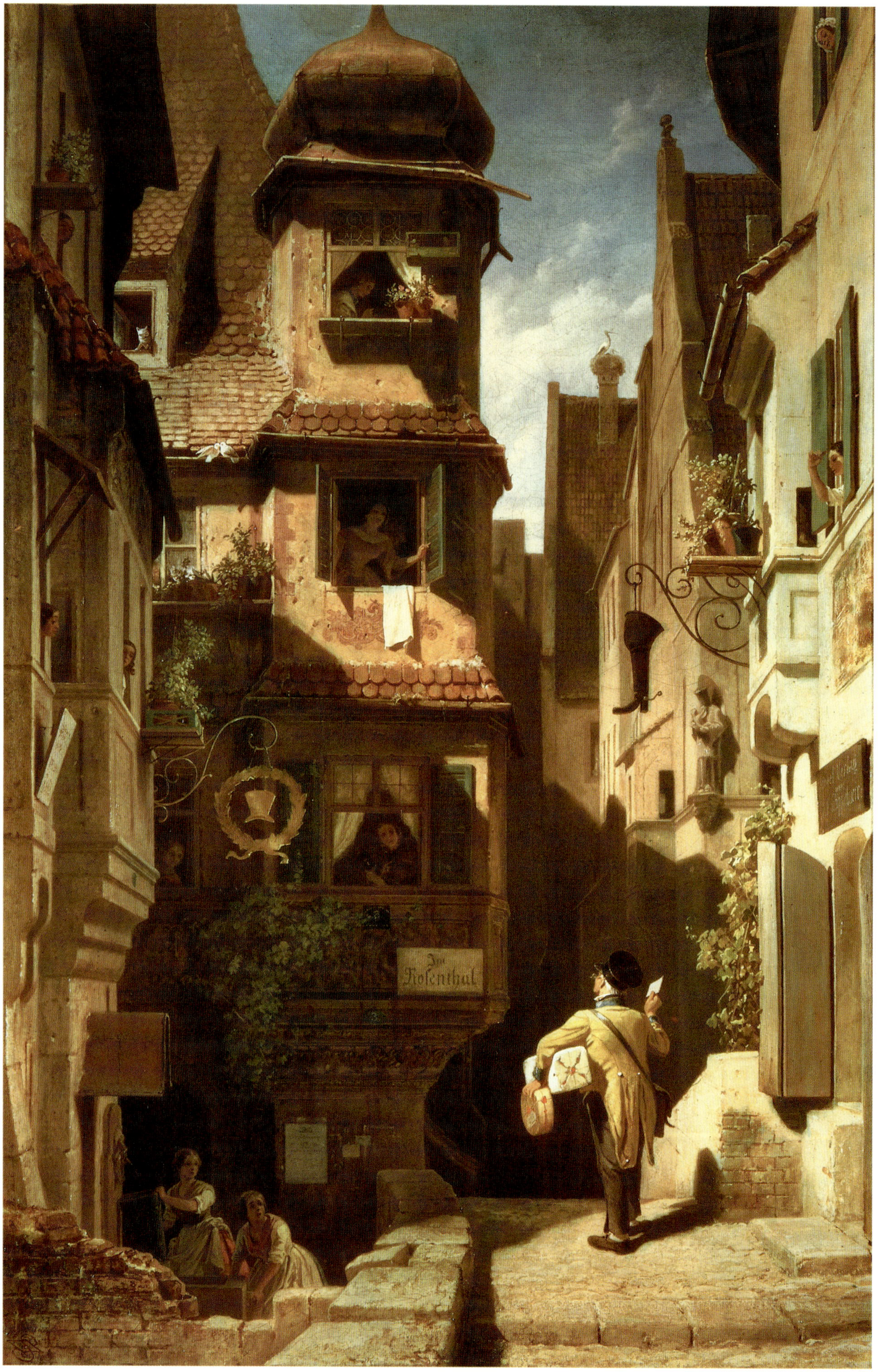

24 Der Briefbote im Rosenthal
25 Der ewige Hochzeiter

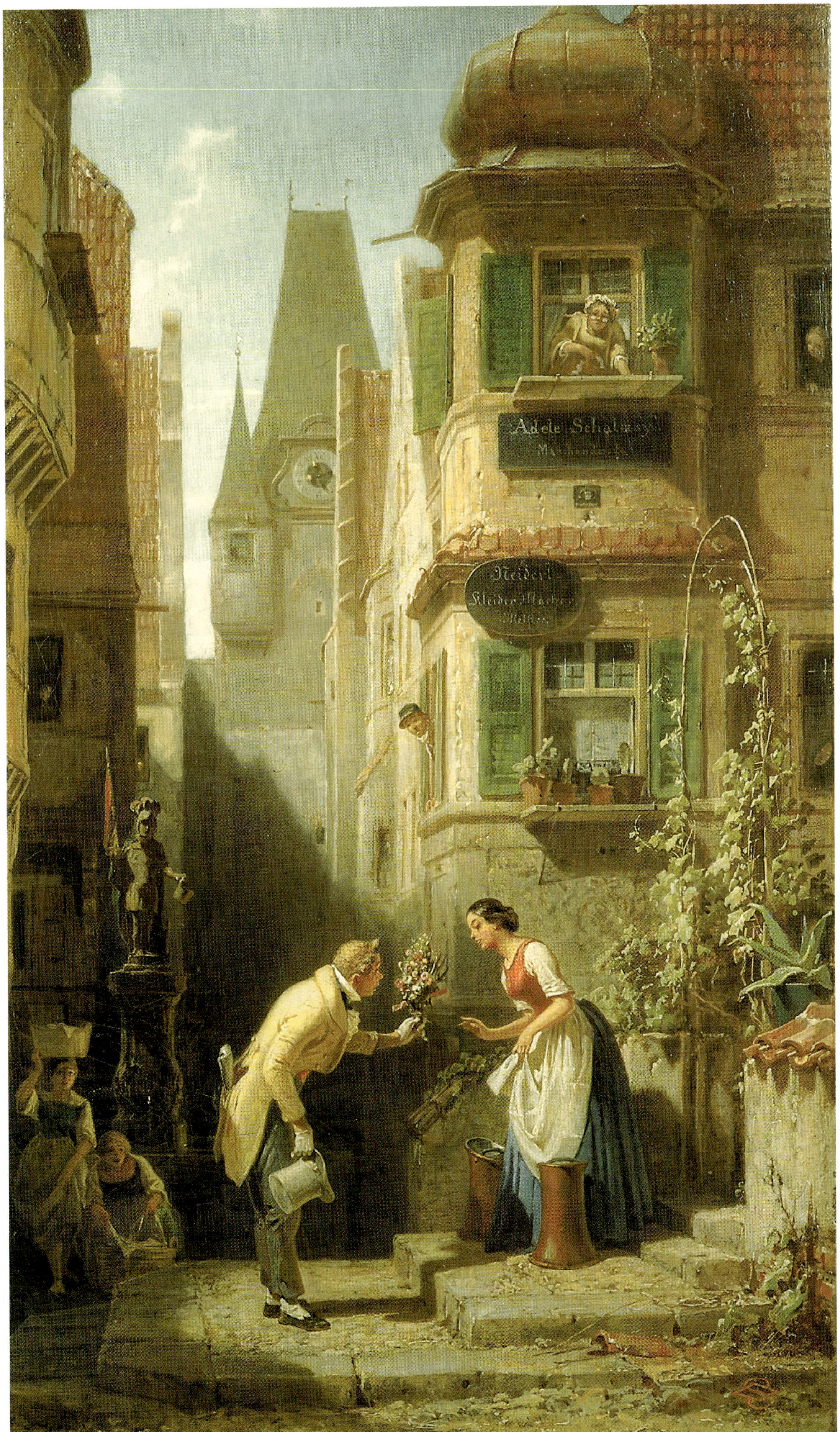
Neiderl
Kleider Macher

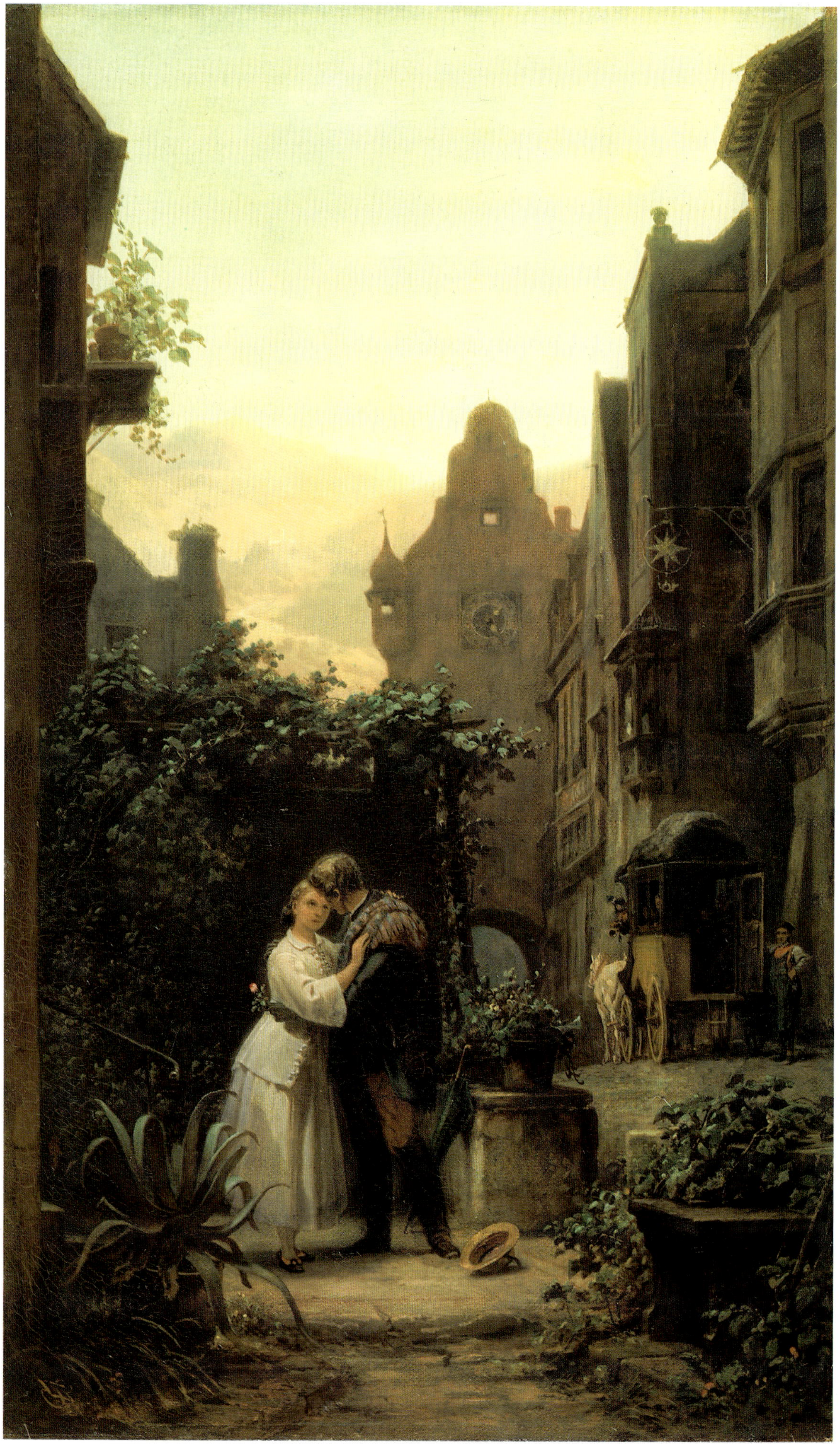

26, 27 Der Abschied

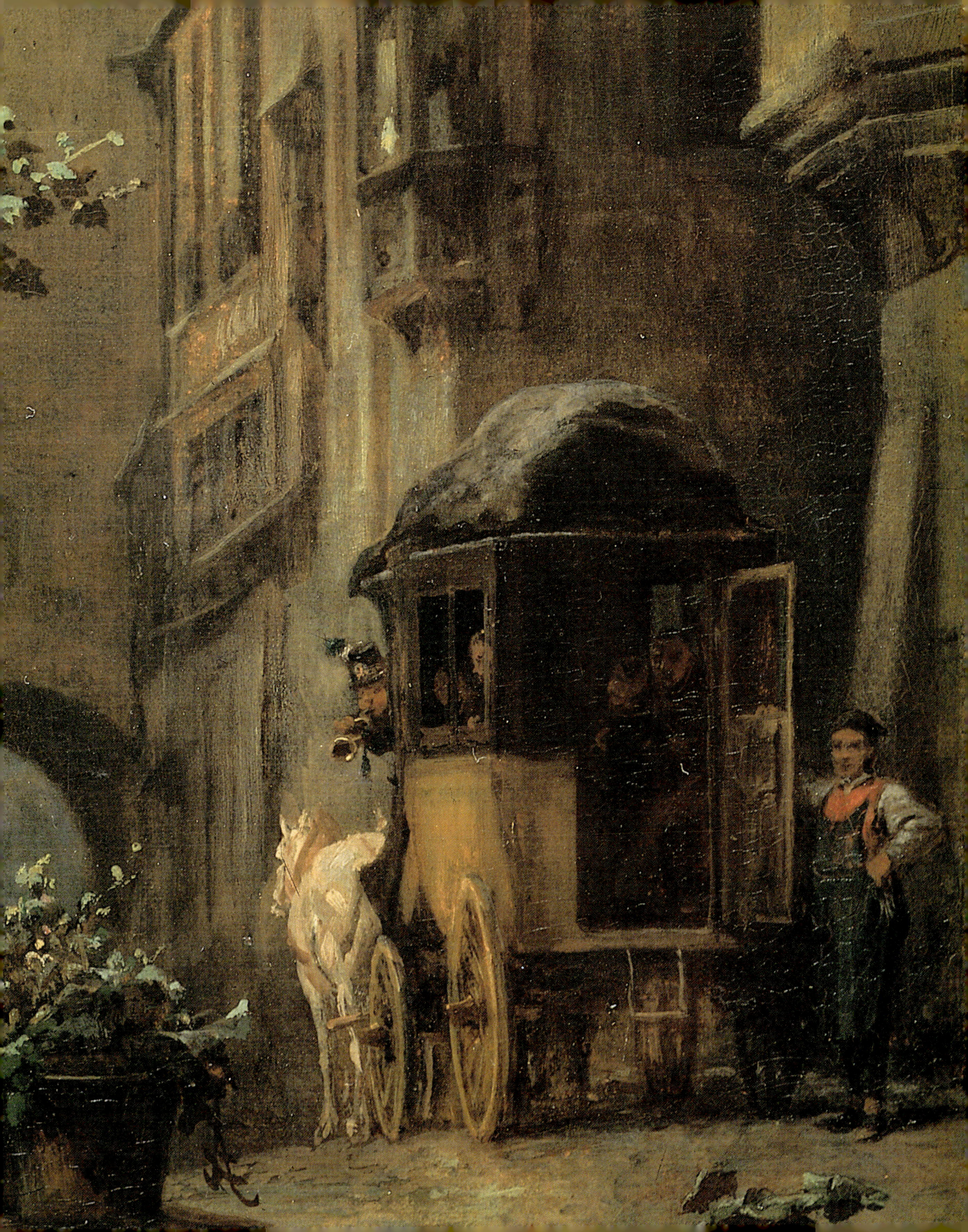

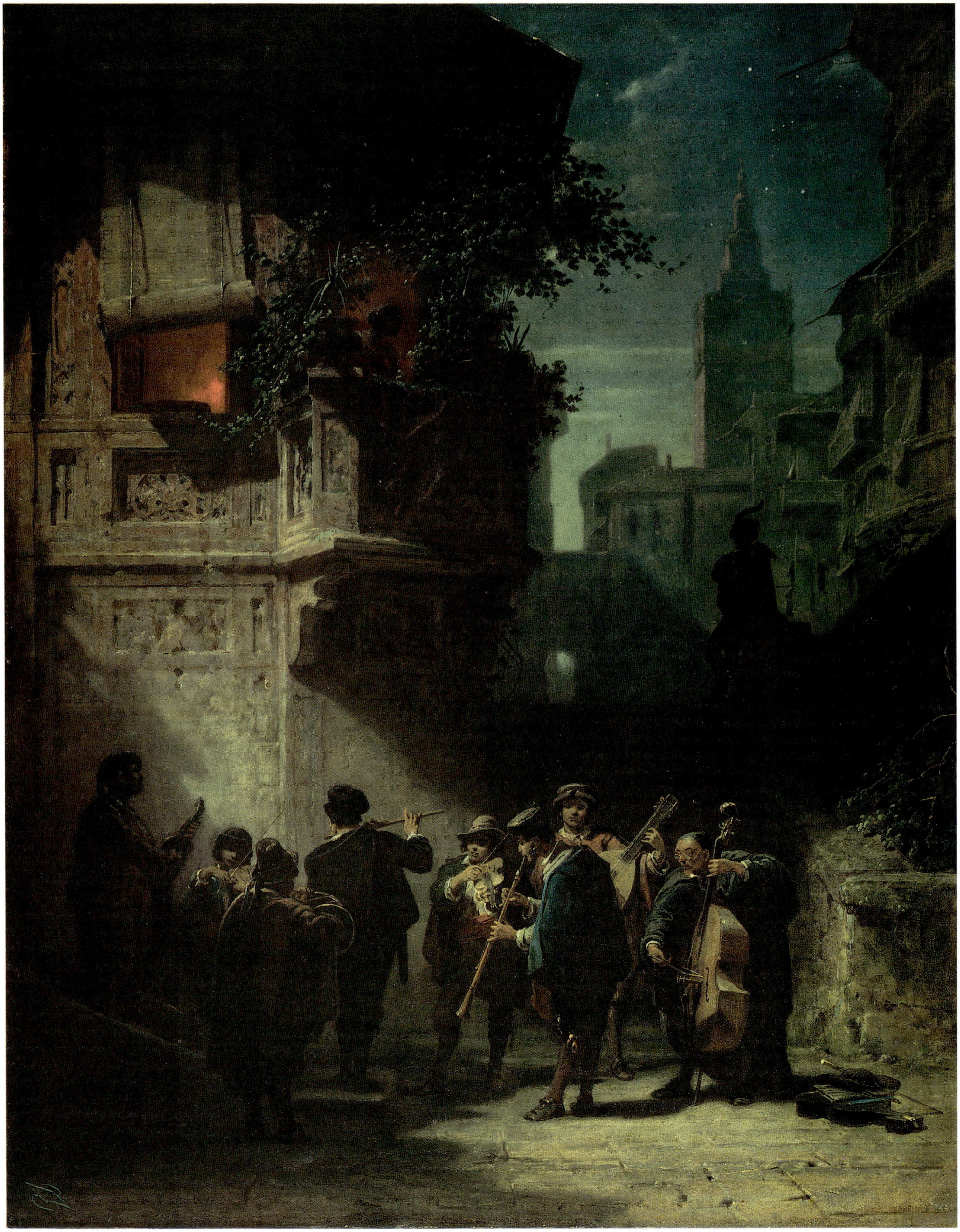

28 Spanisches Ständchen
29 Straße in Venedig

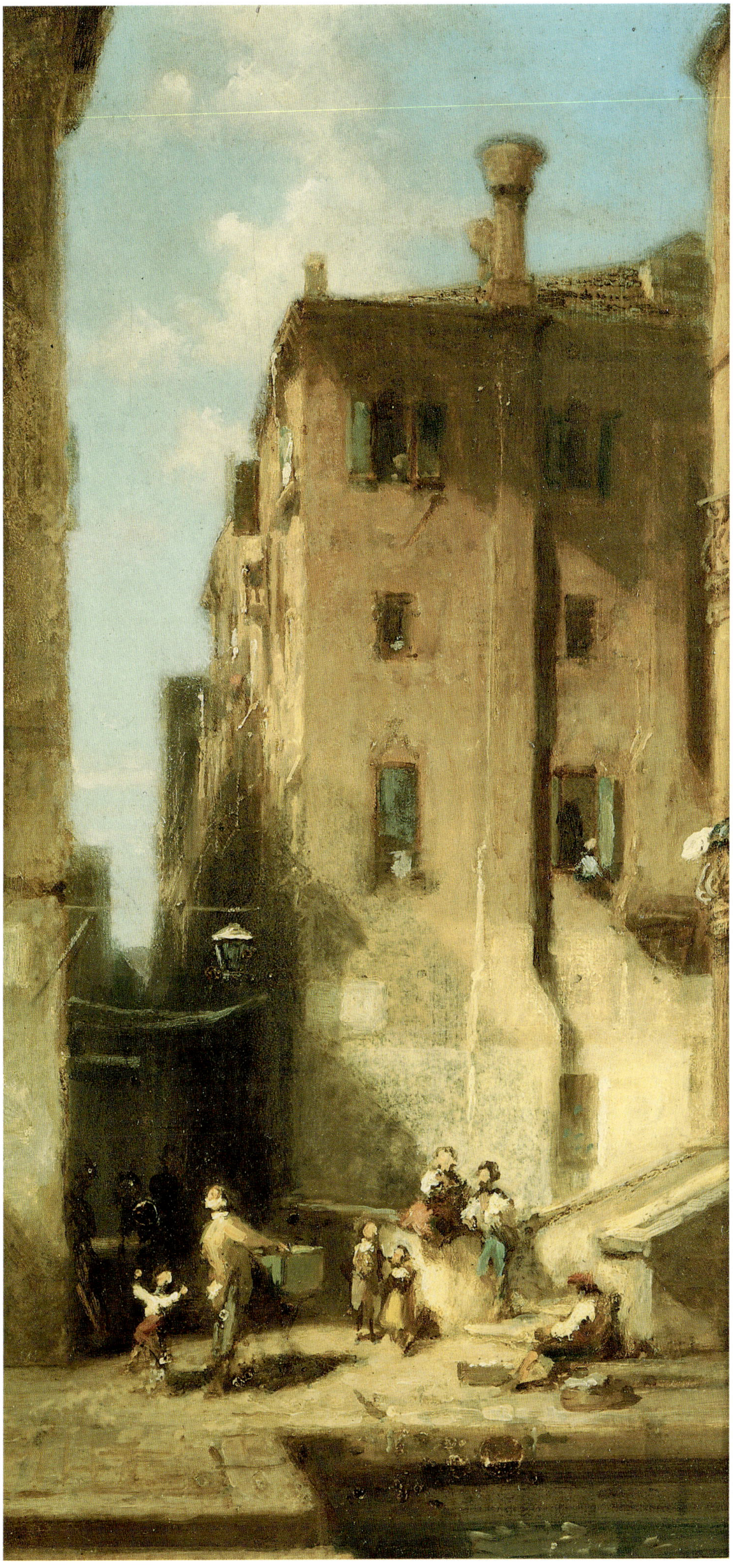

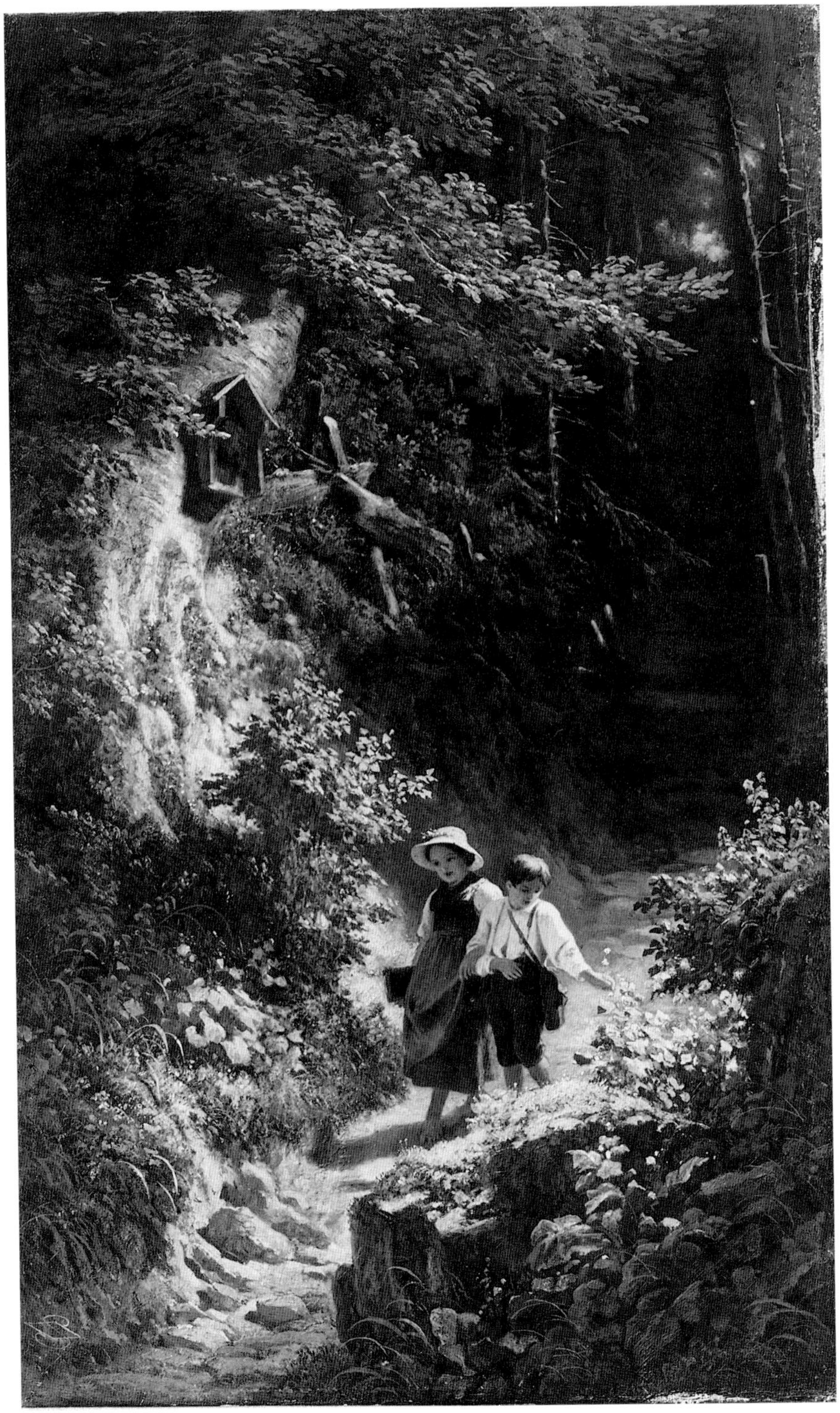

30 Kinder im Walde
31 Liebespaar im Walde

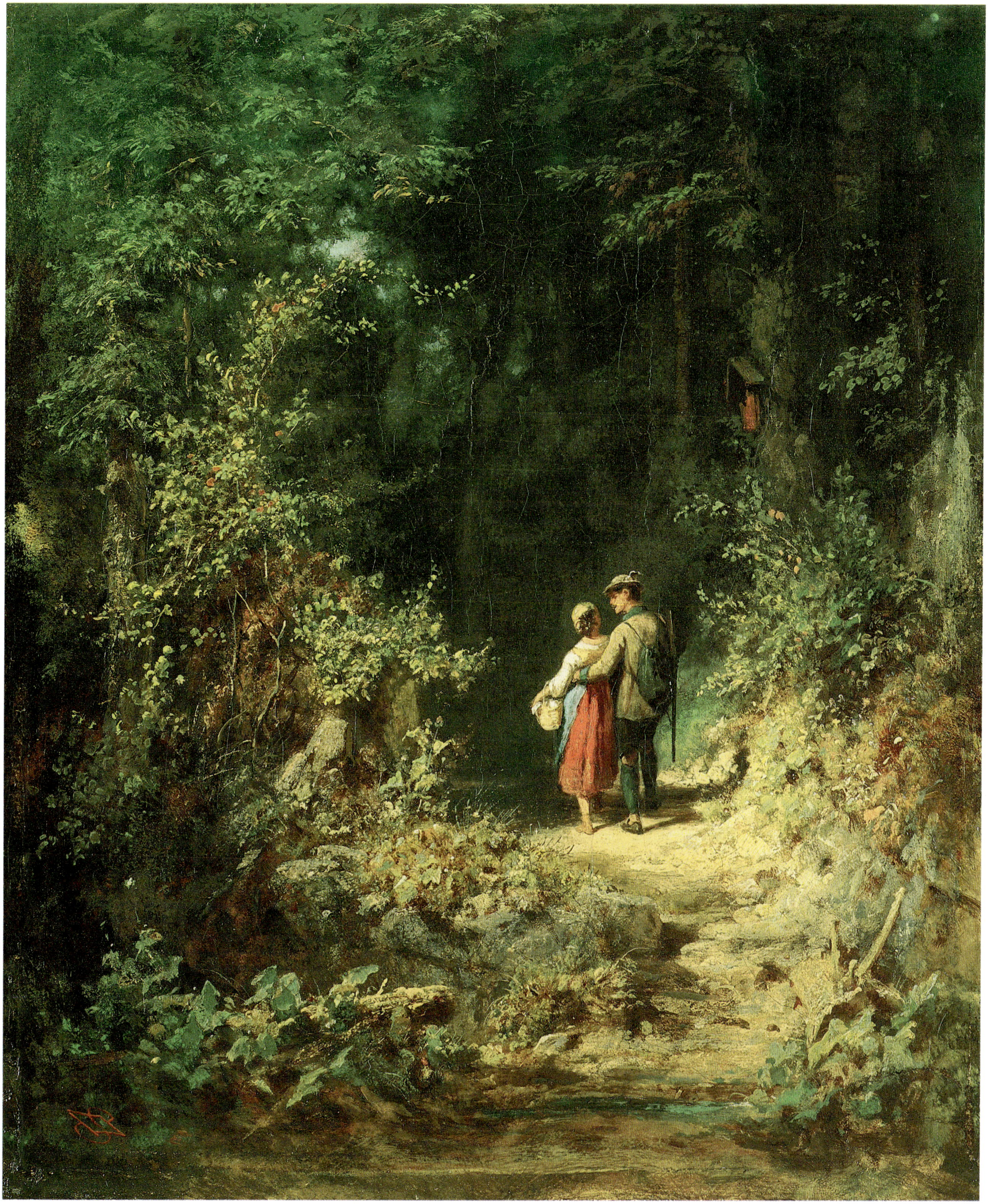

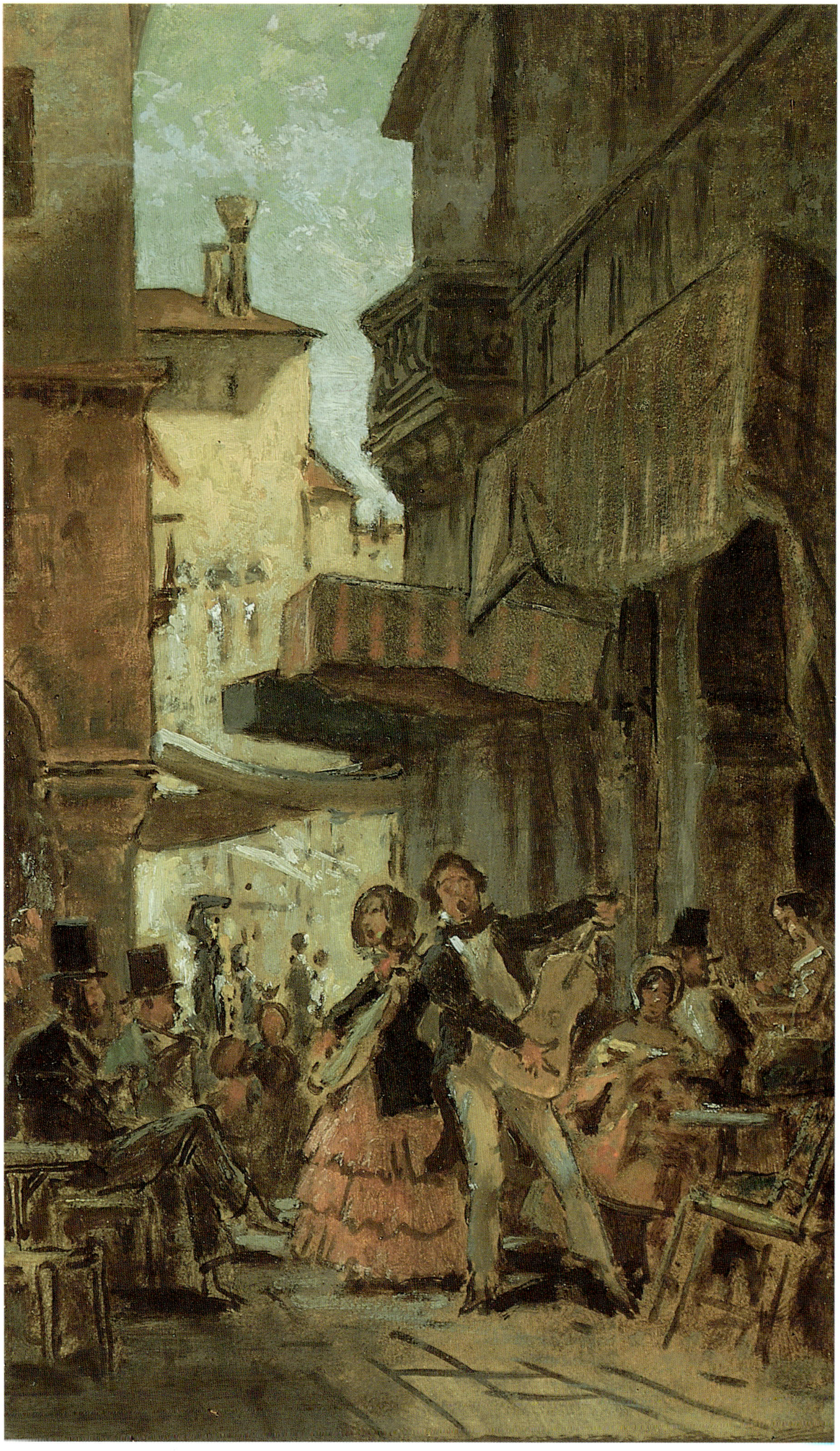

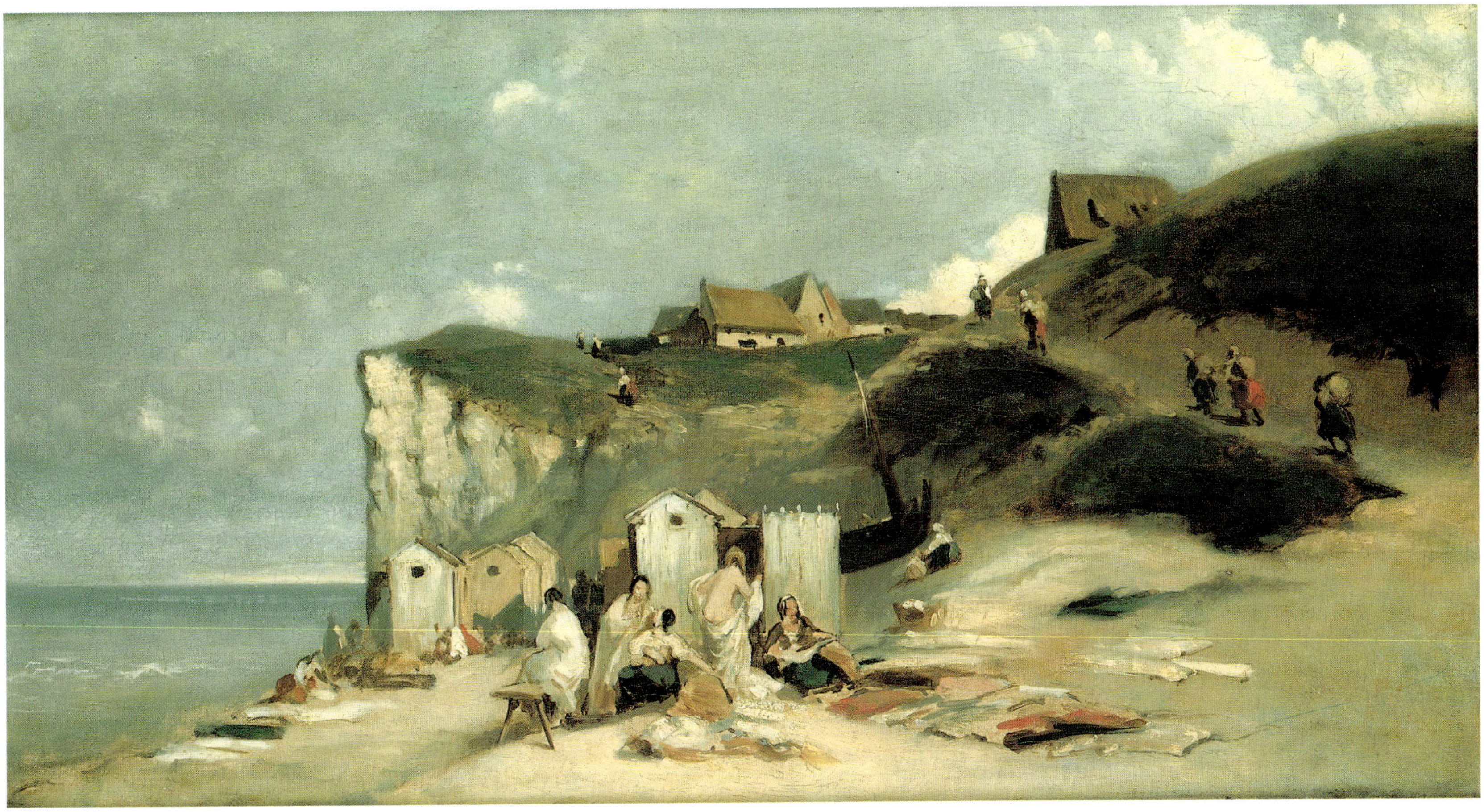

32 Italienische Straßensänger
33, 34 Frauenbad in Dieppe

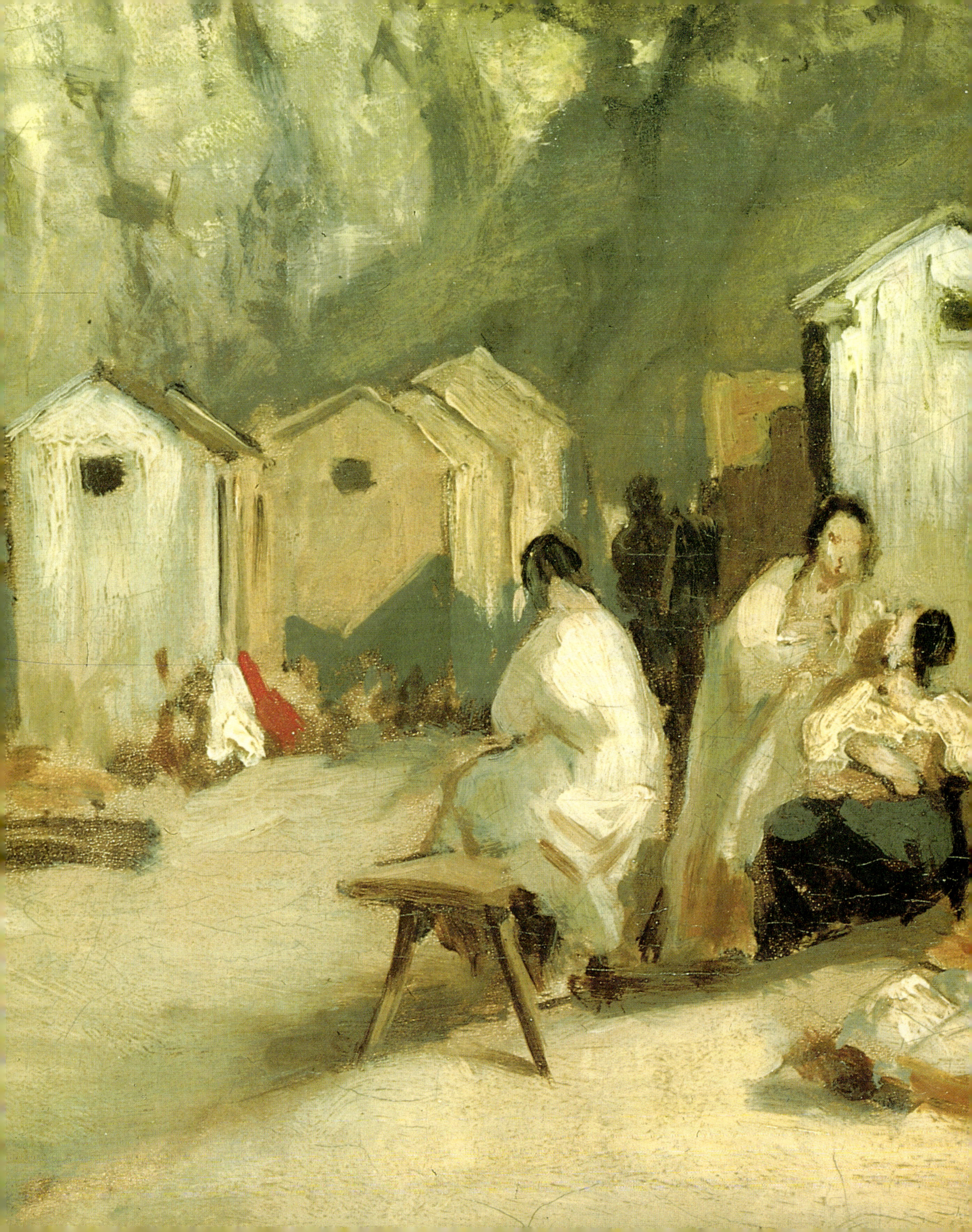

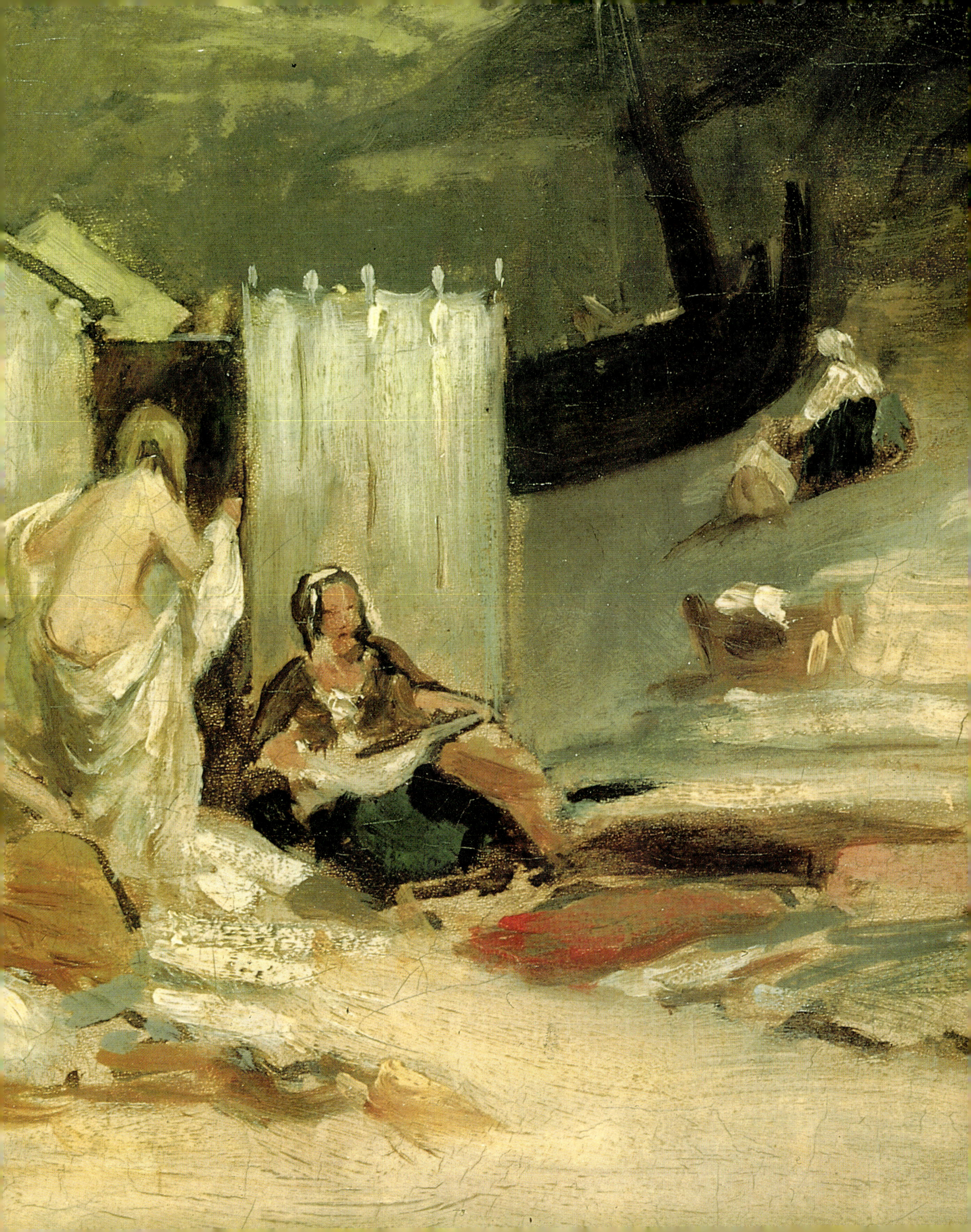

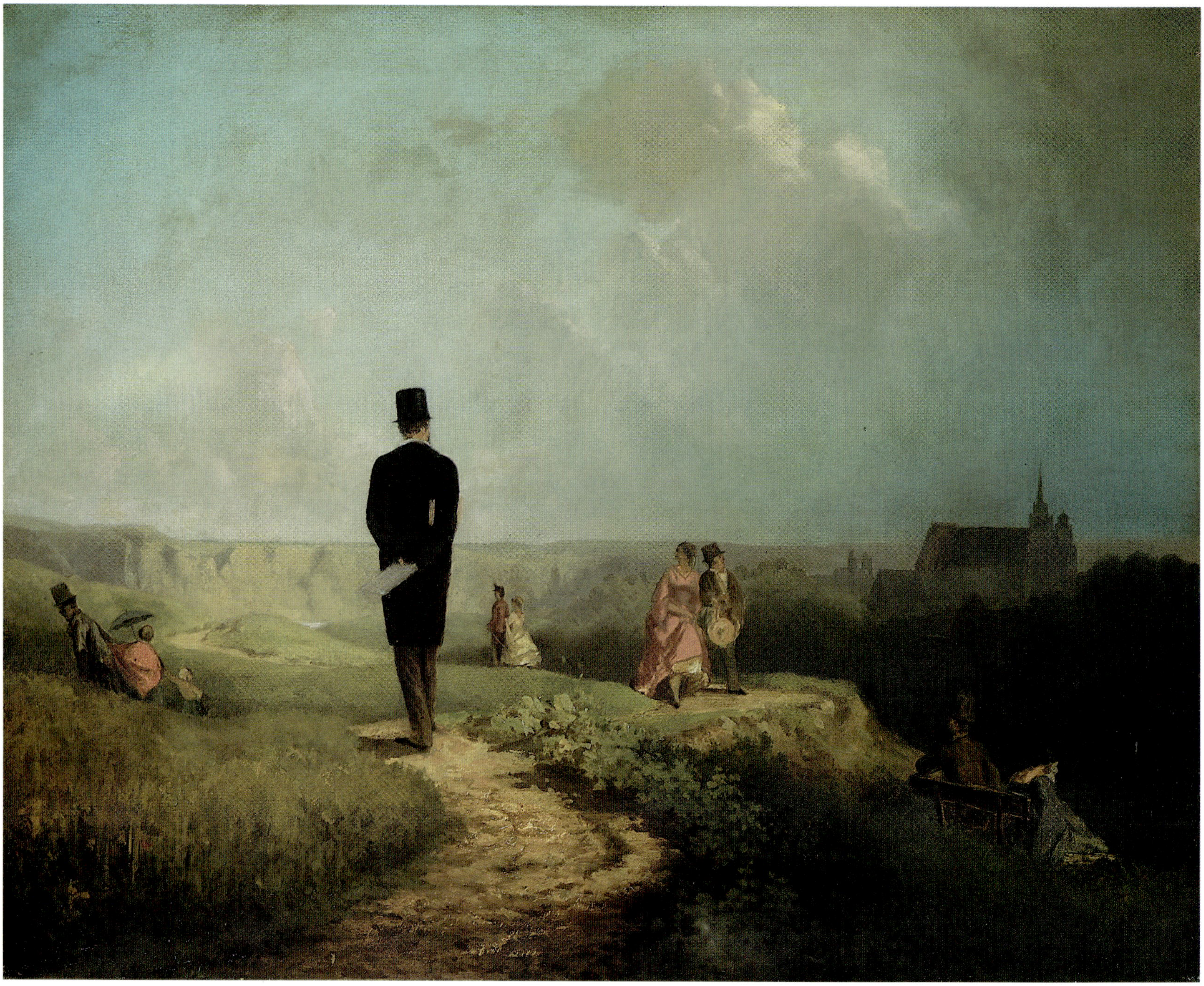

35 Der Hagestolz
36 Badende Frauen

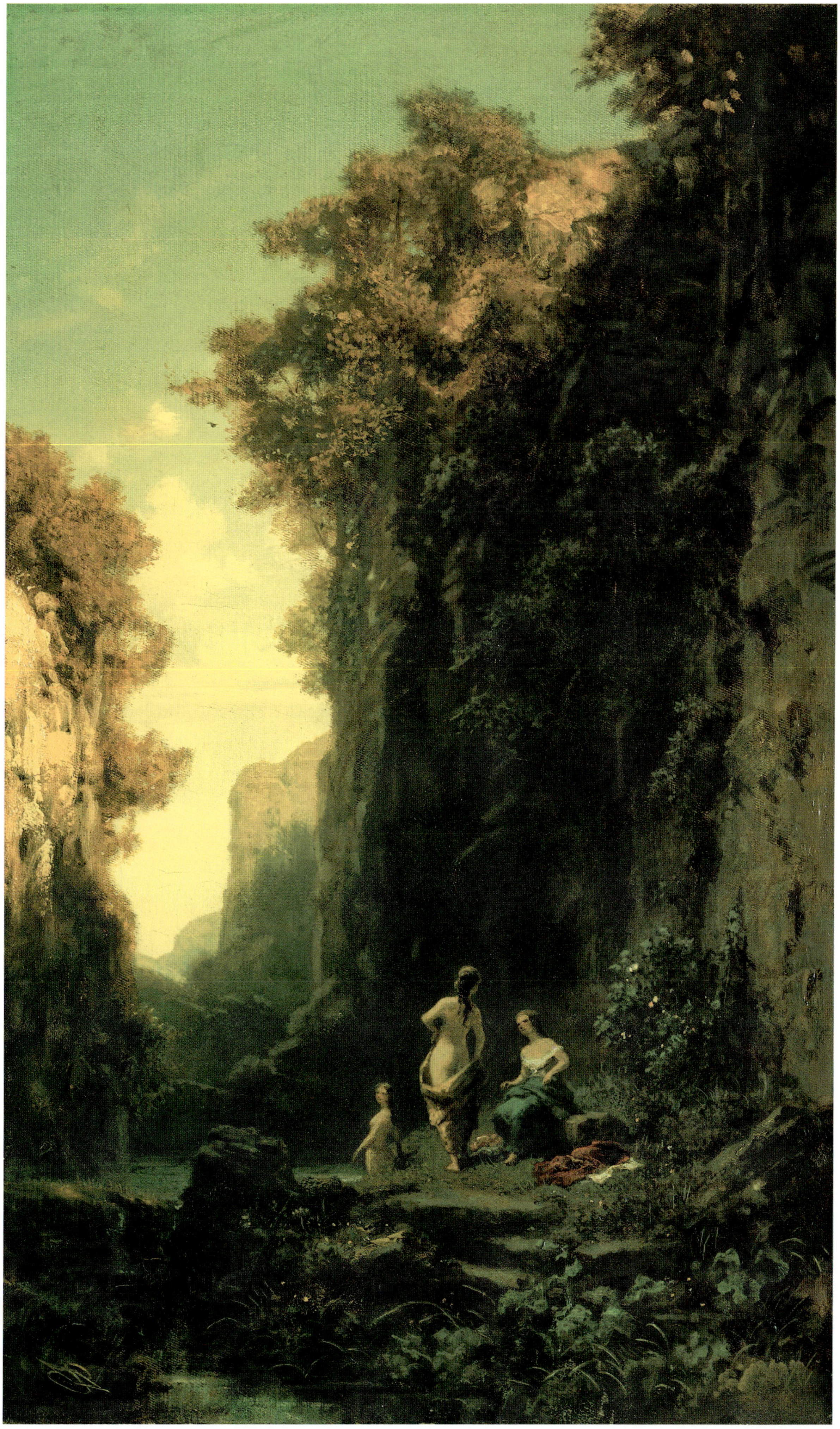

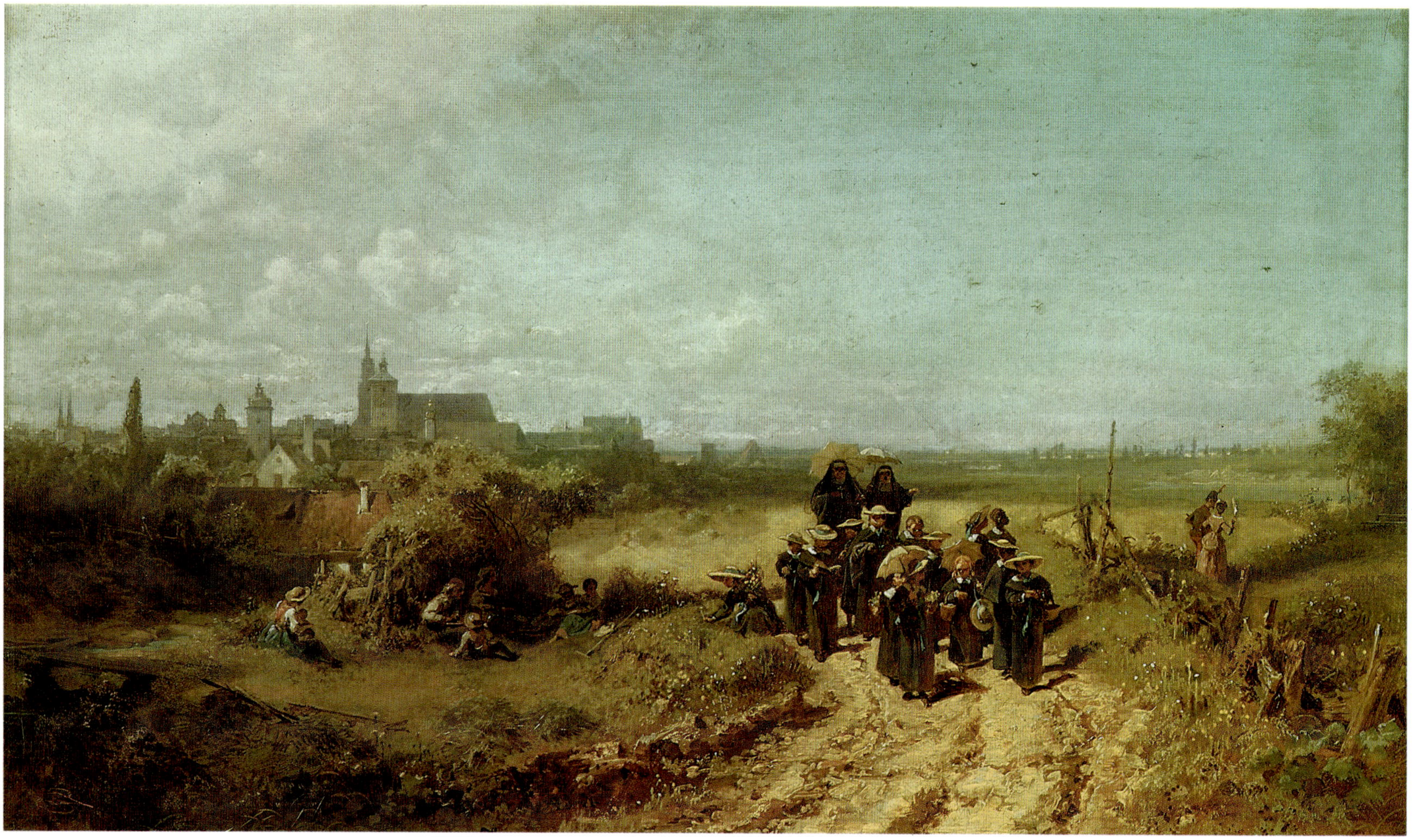

37, 38 Institutsausflug

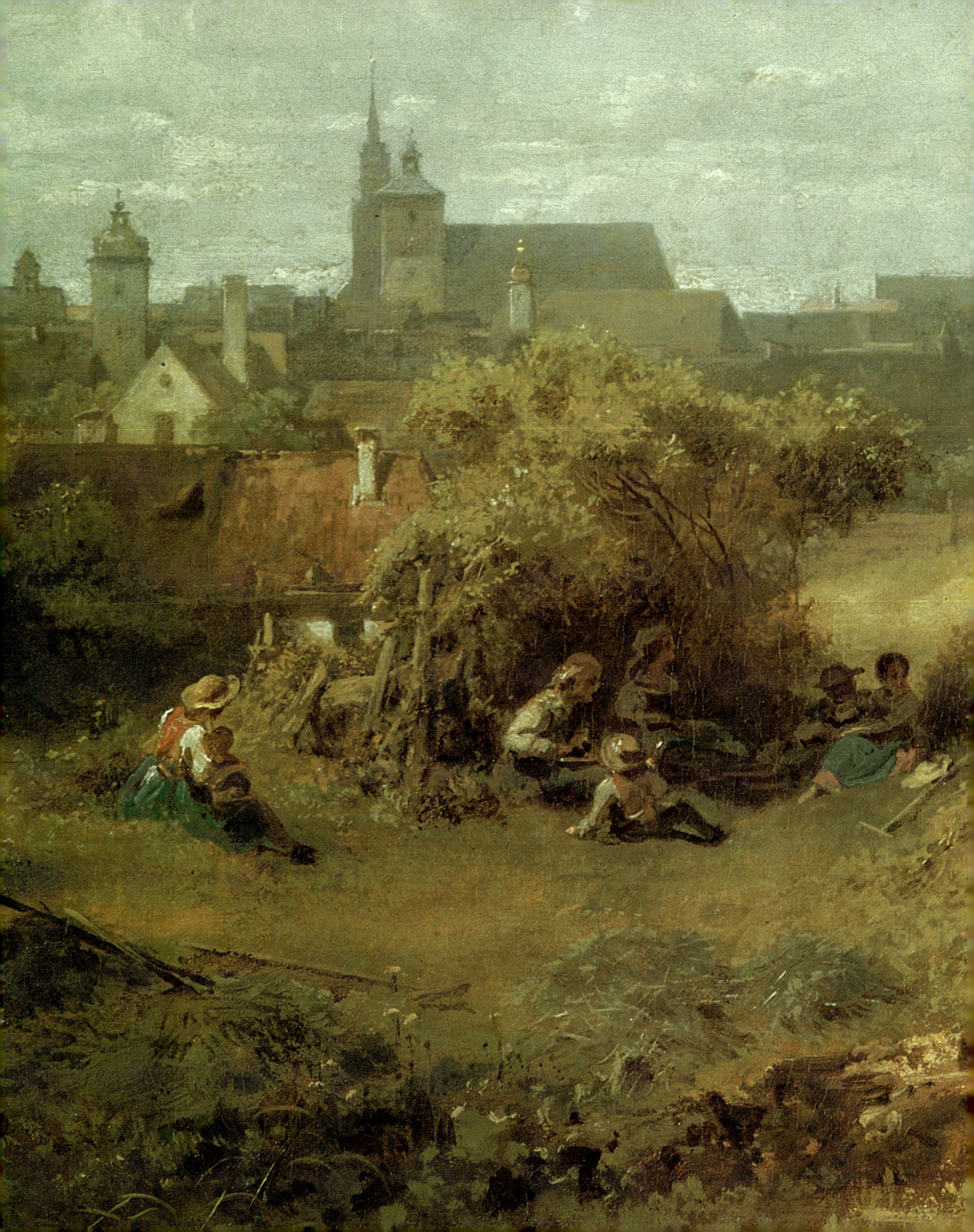

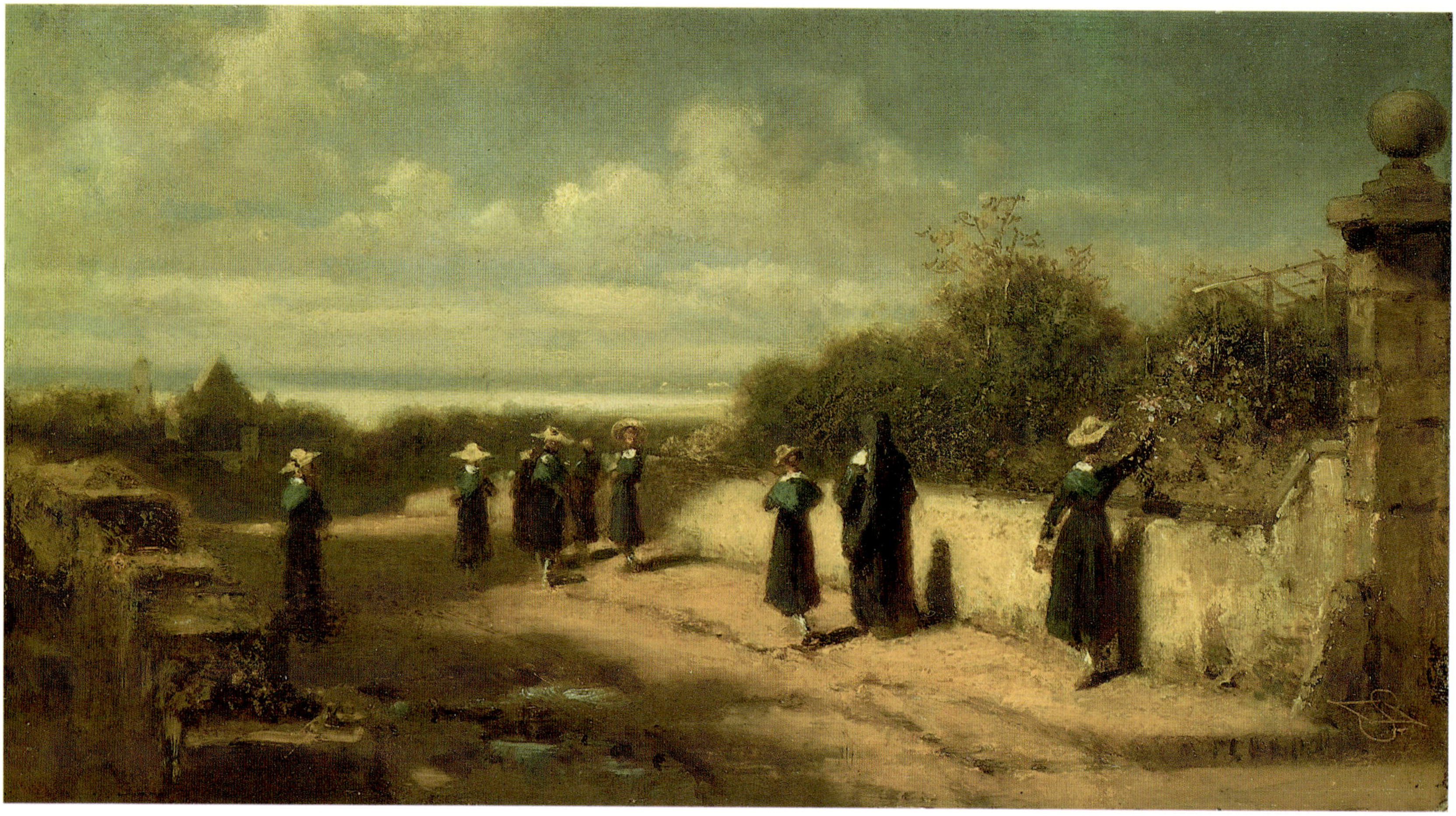

39 Institutsspaziergang
40 Der Blumenfreund

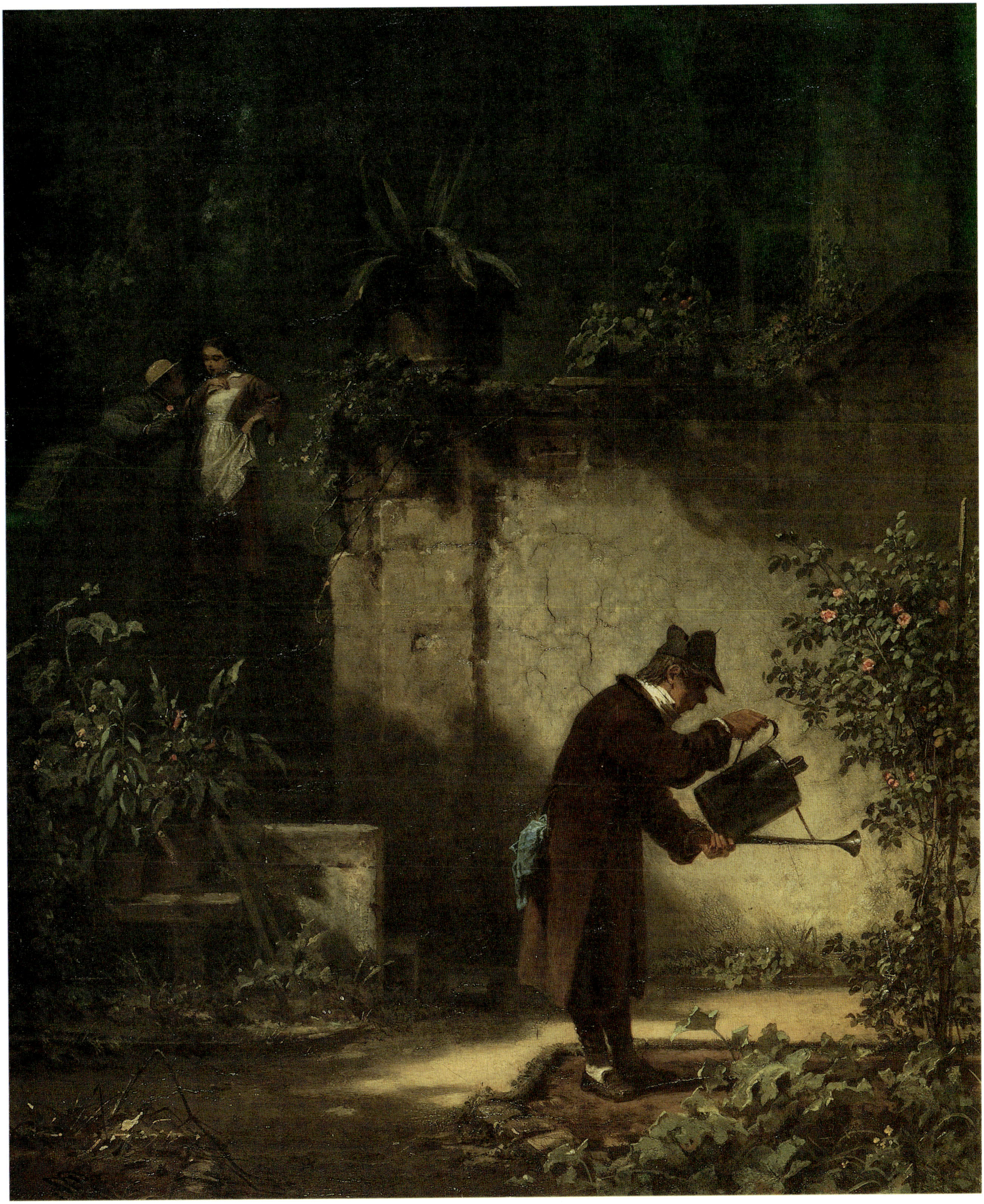

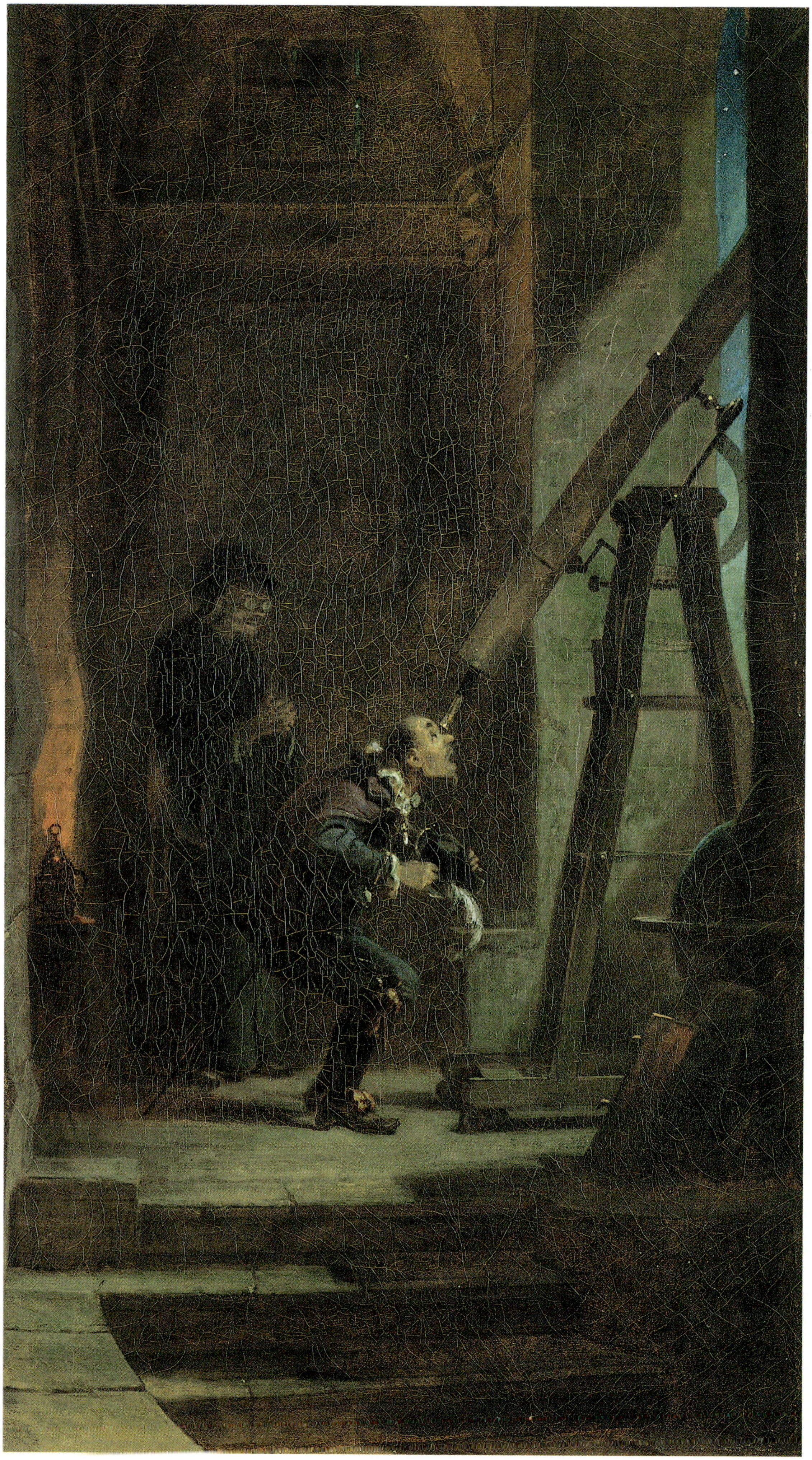

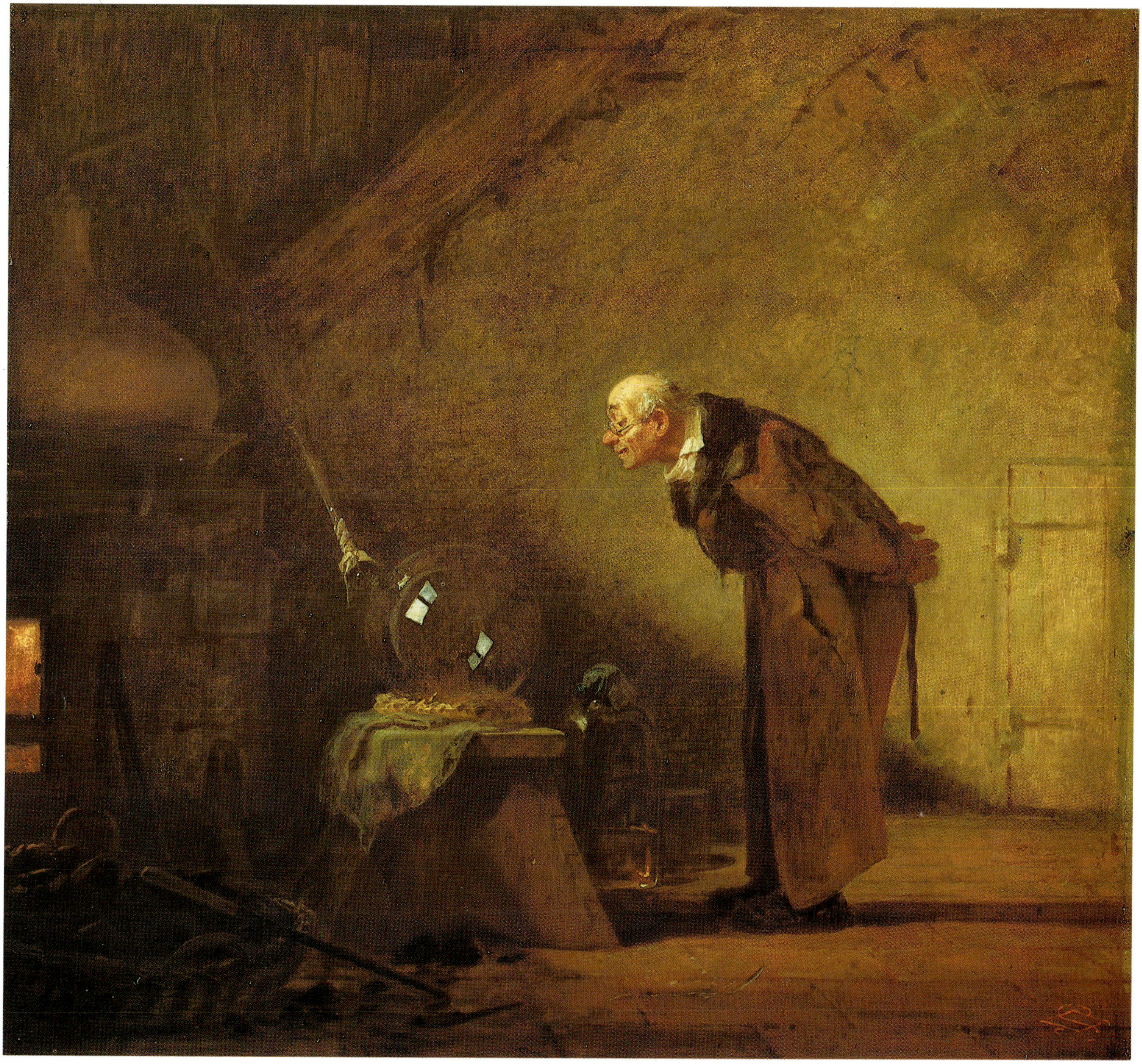

41 Der Sterndeuter
42 Der Alchimist

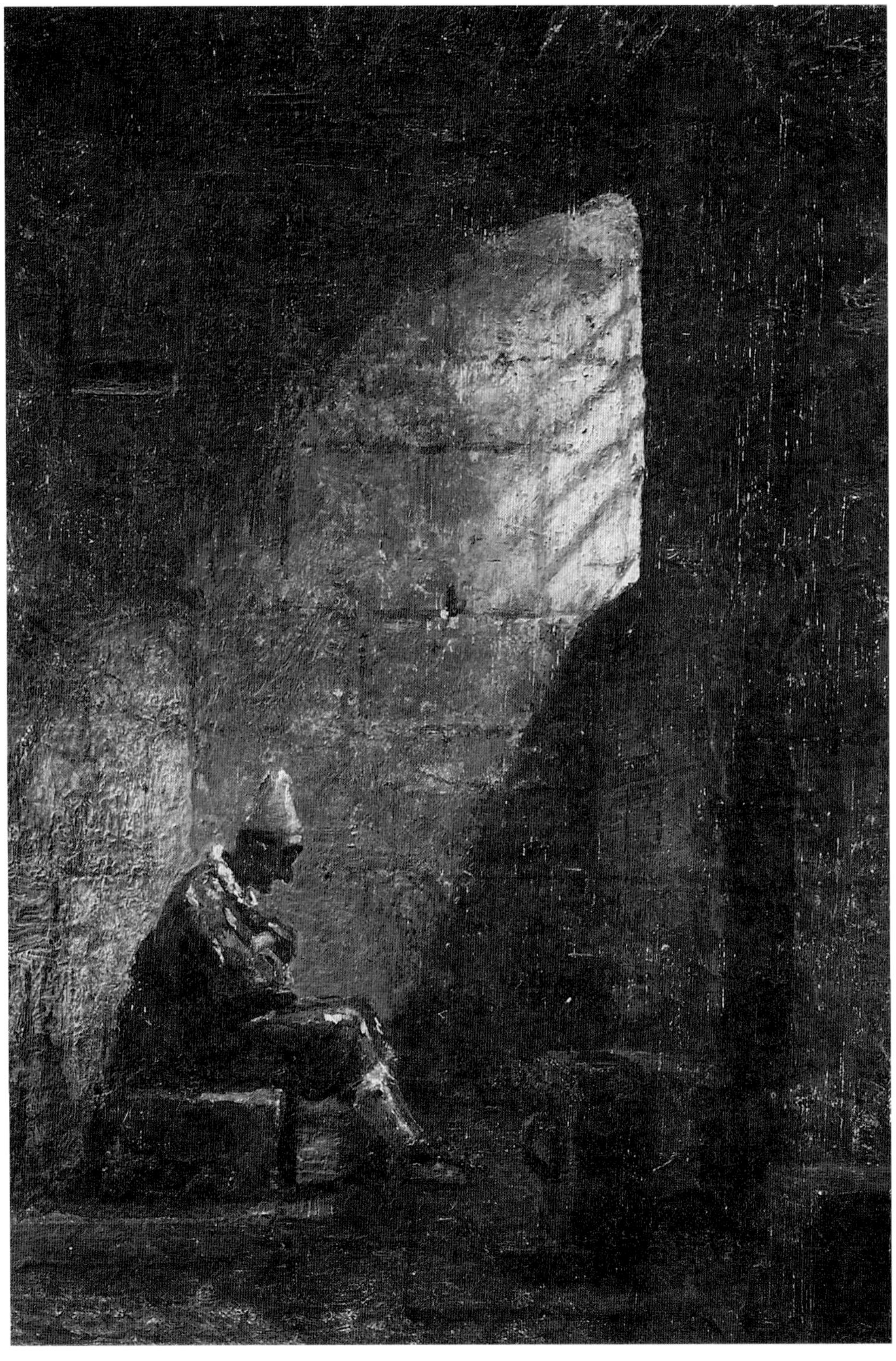

43 Aschermittwoch

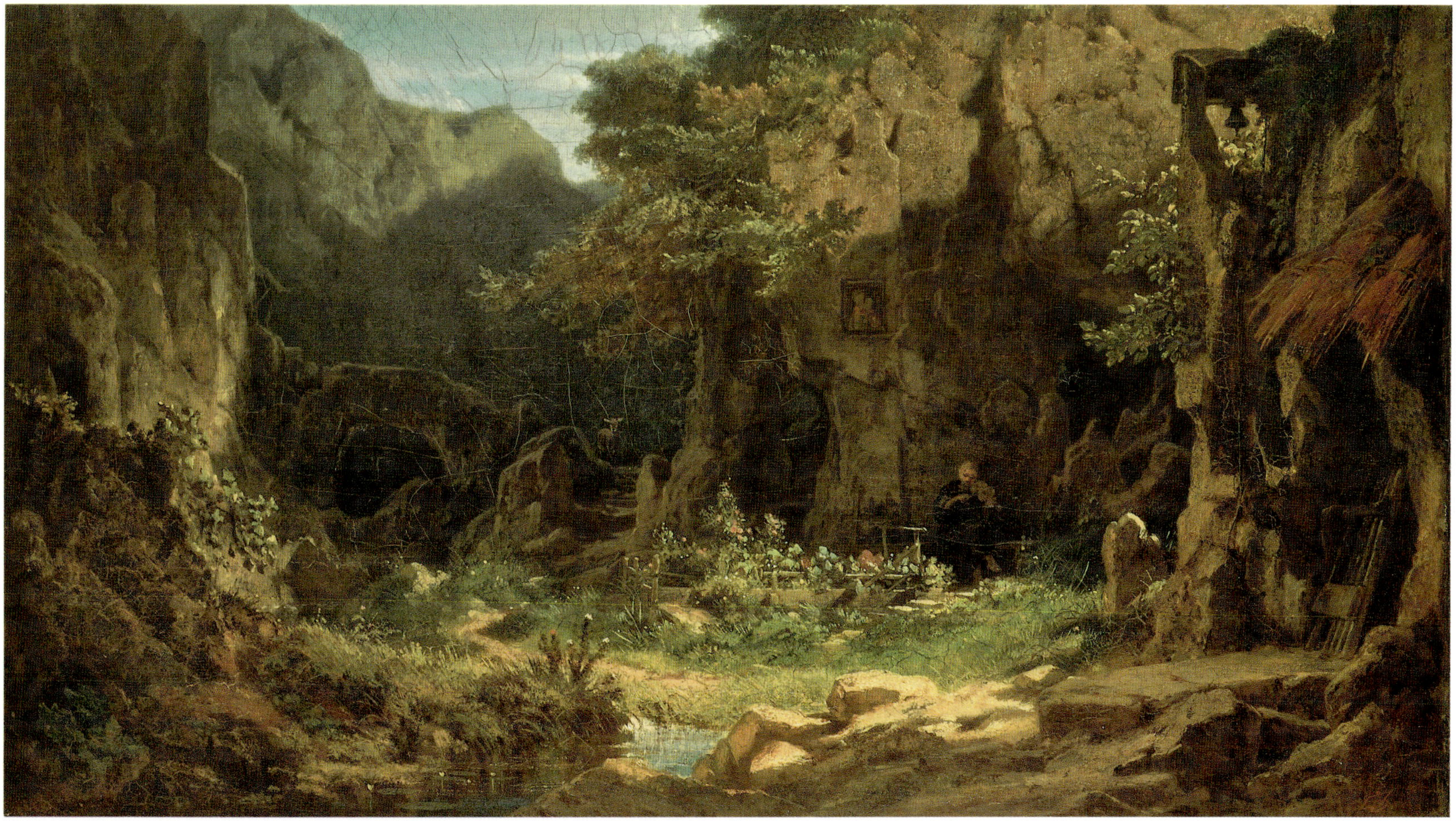

44 Einsiedler, Violine spielend

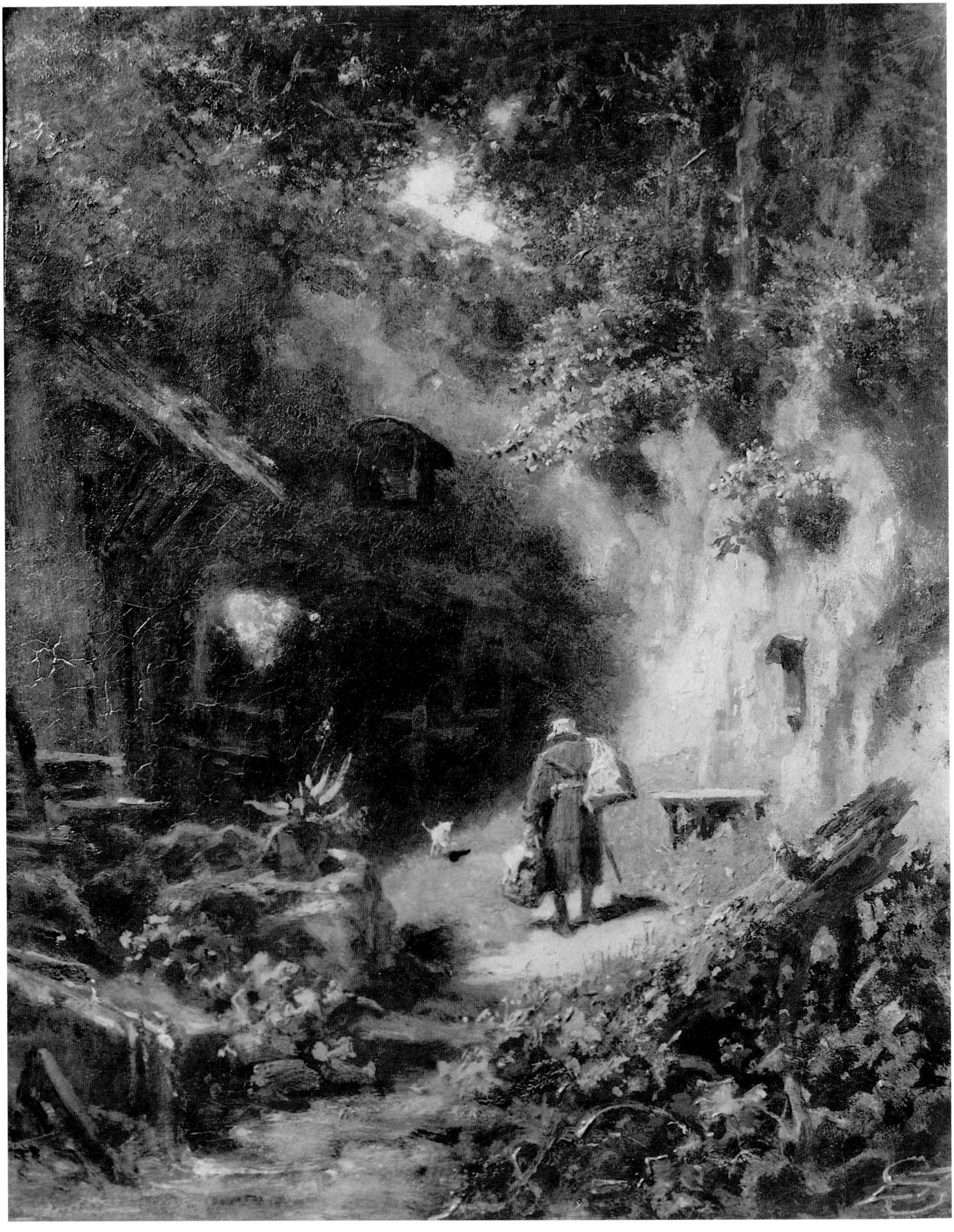

45 Heimkehrender Klausner
46 Der Bettelmusikant

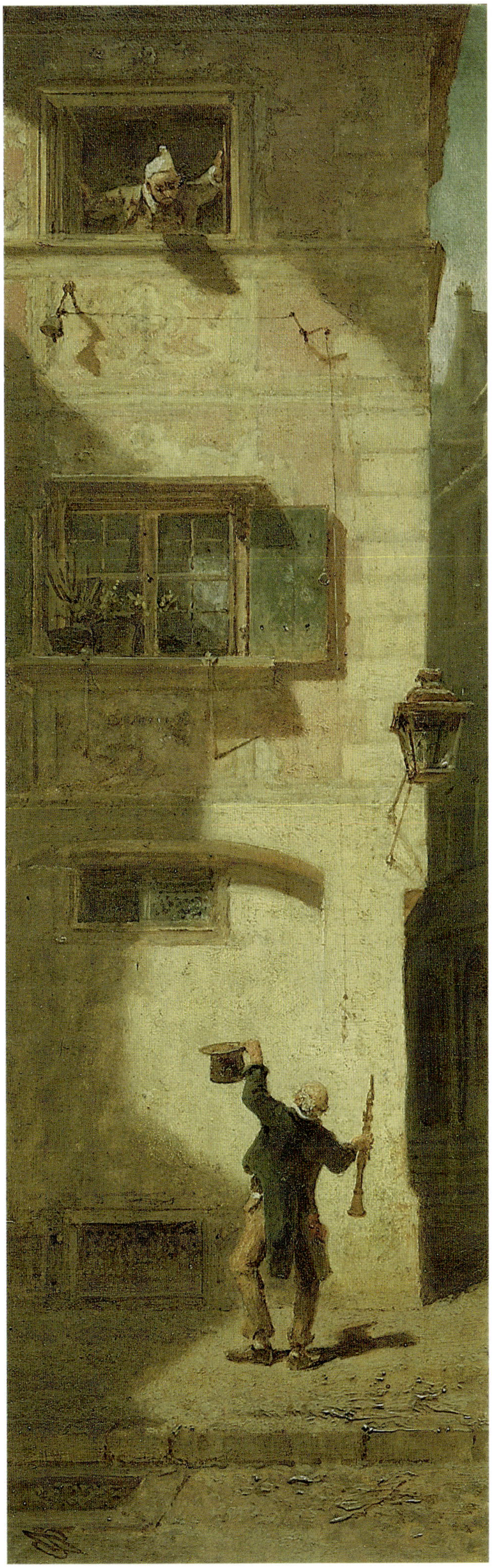

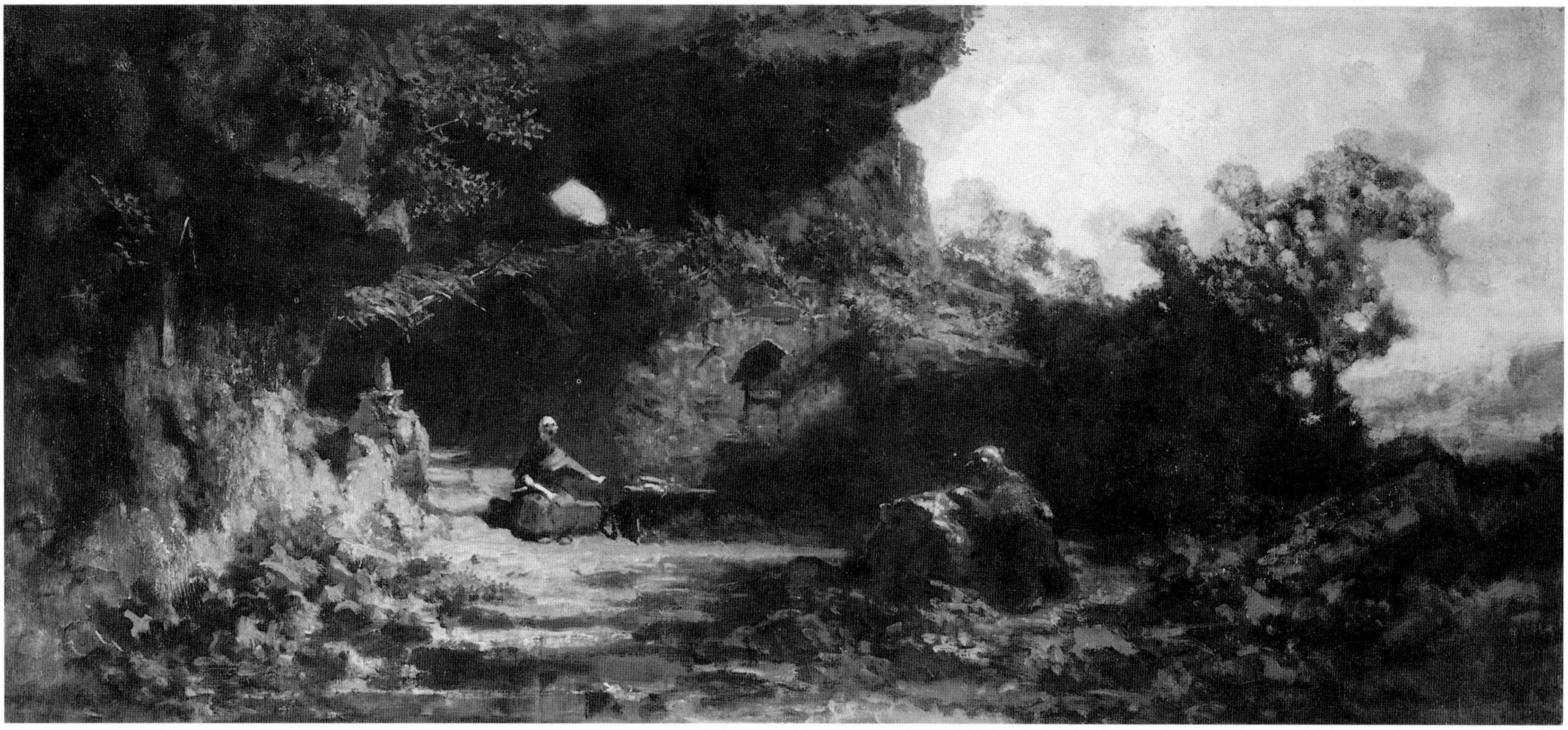

47 Einsiedler, von Bär überrascht
48 Schildwache

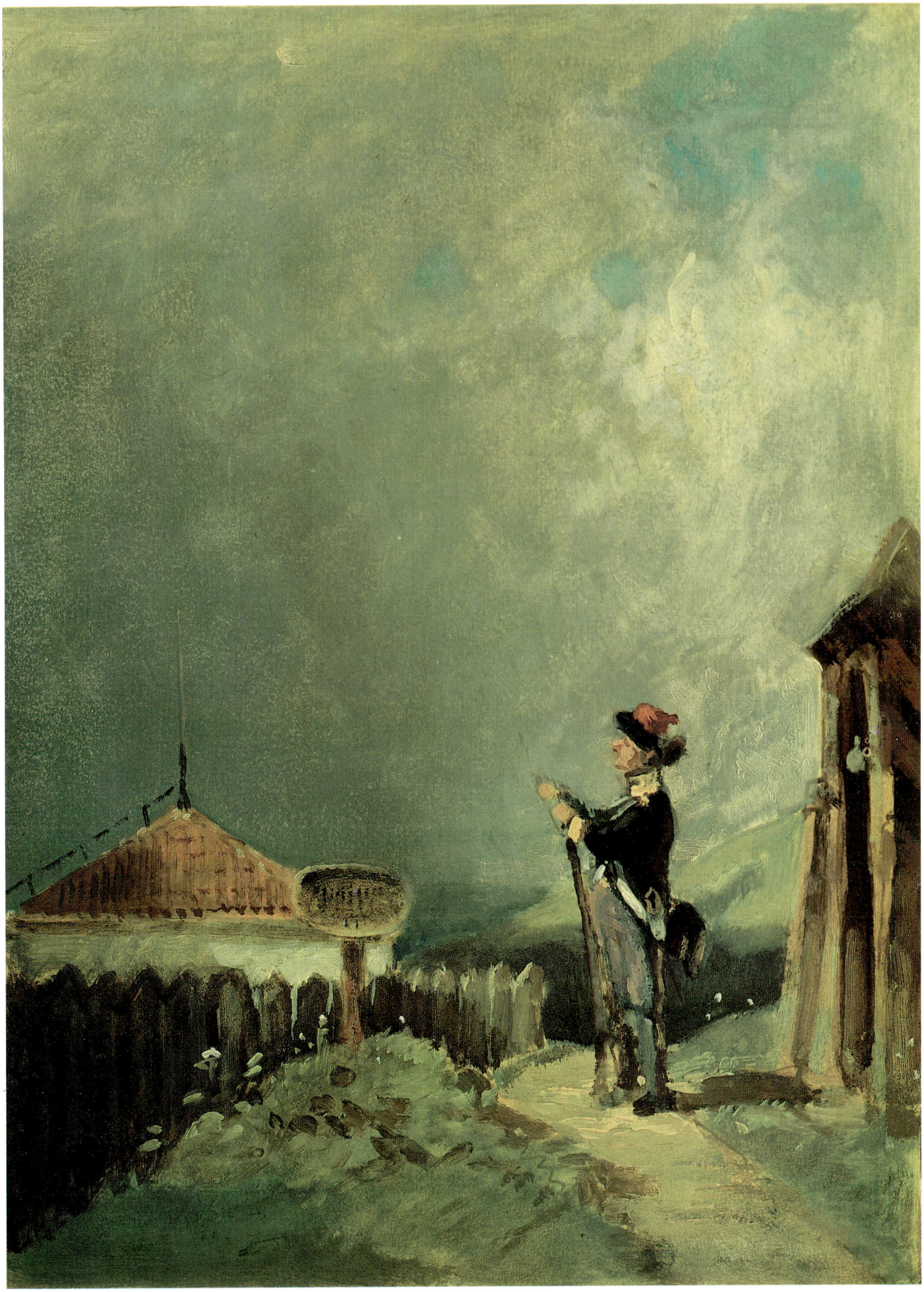

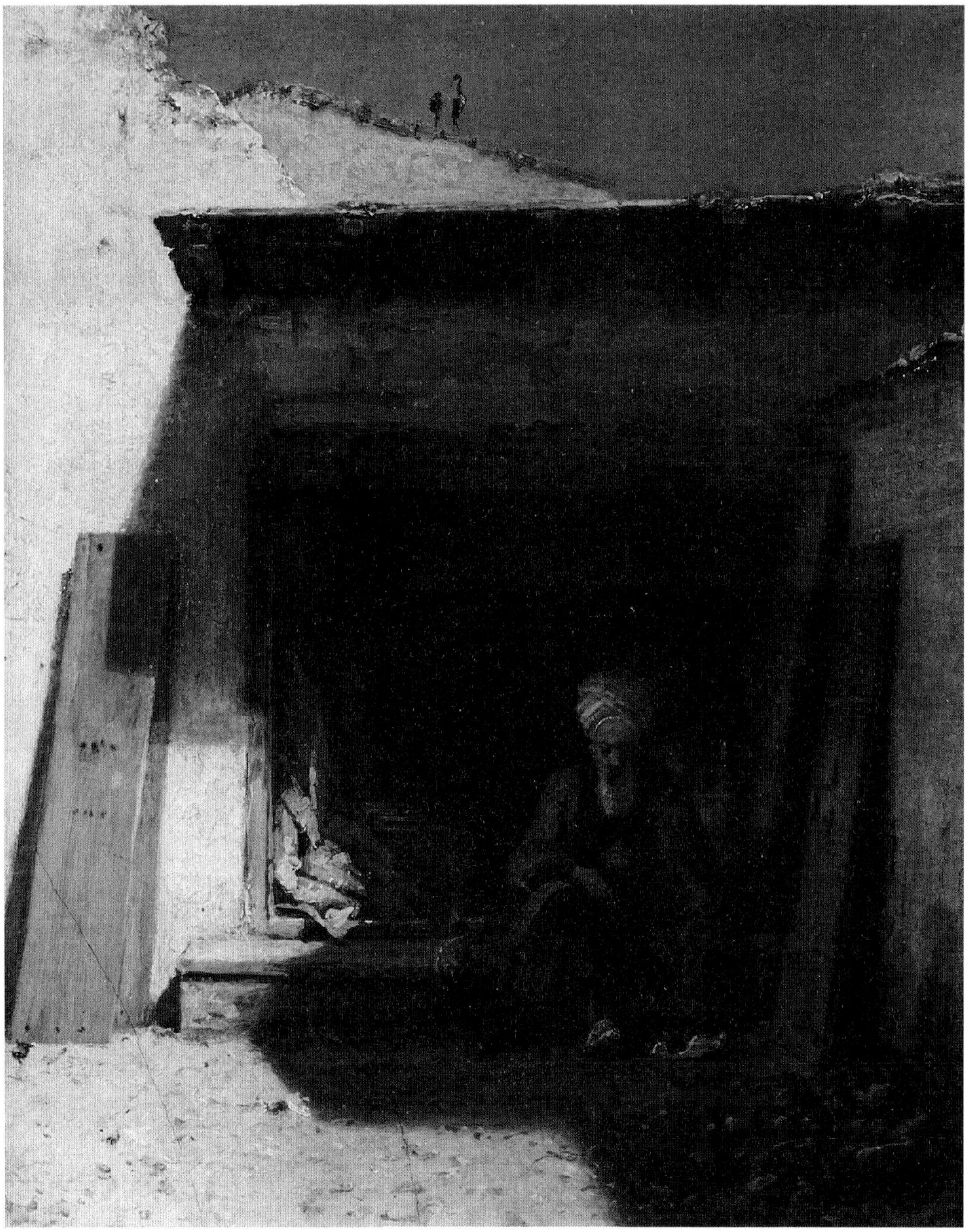

49 Gähnender Türke
50 Wachtposten

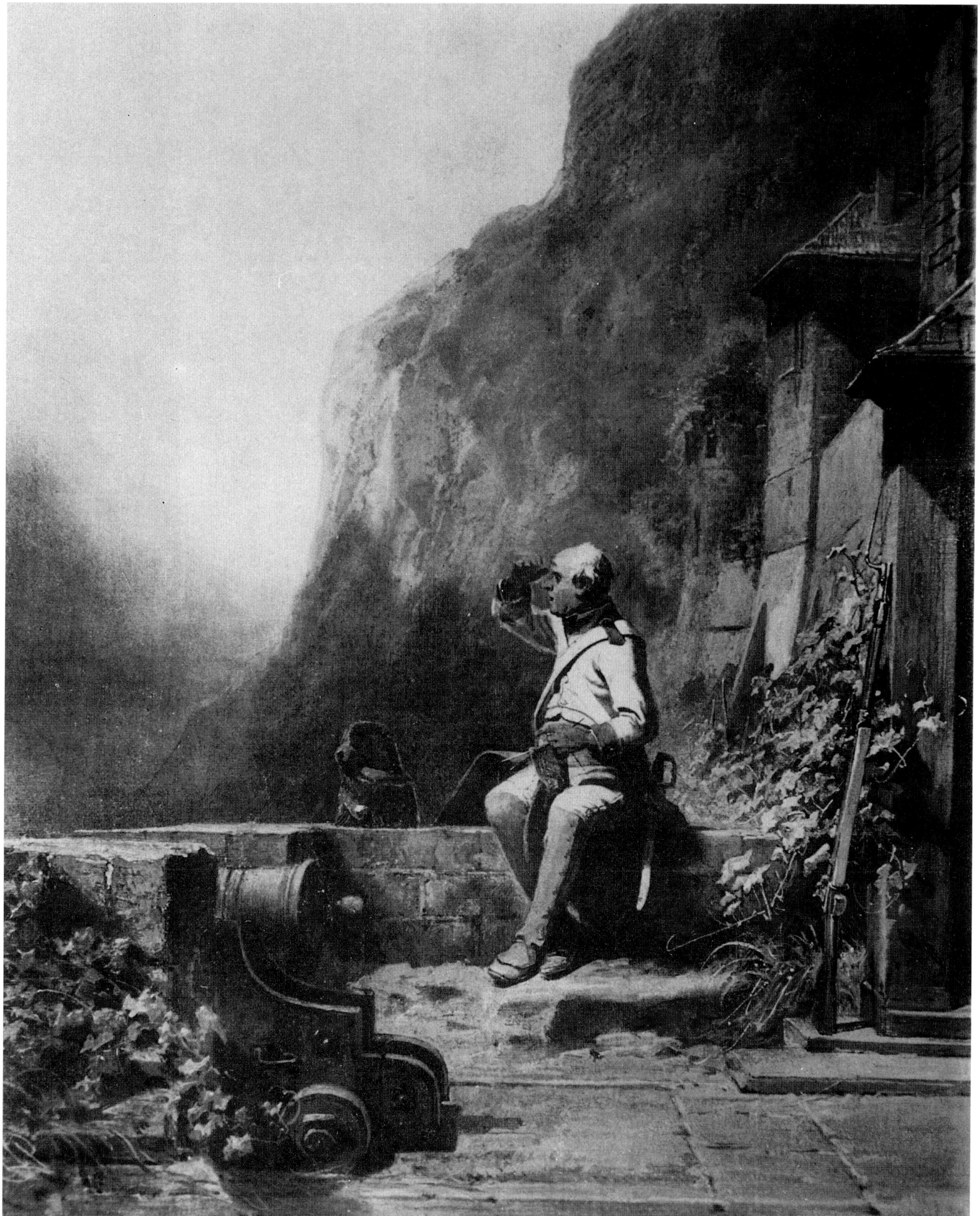

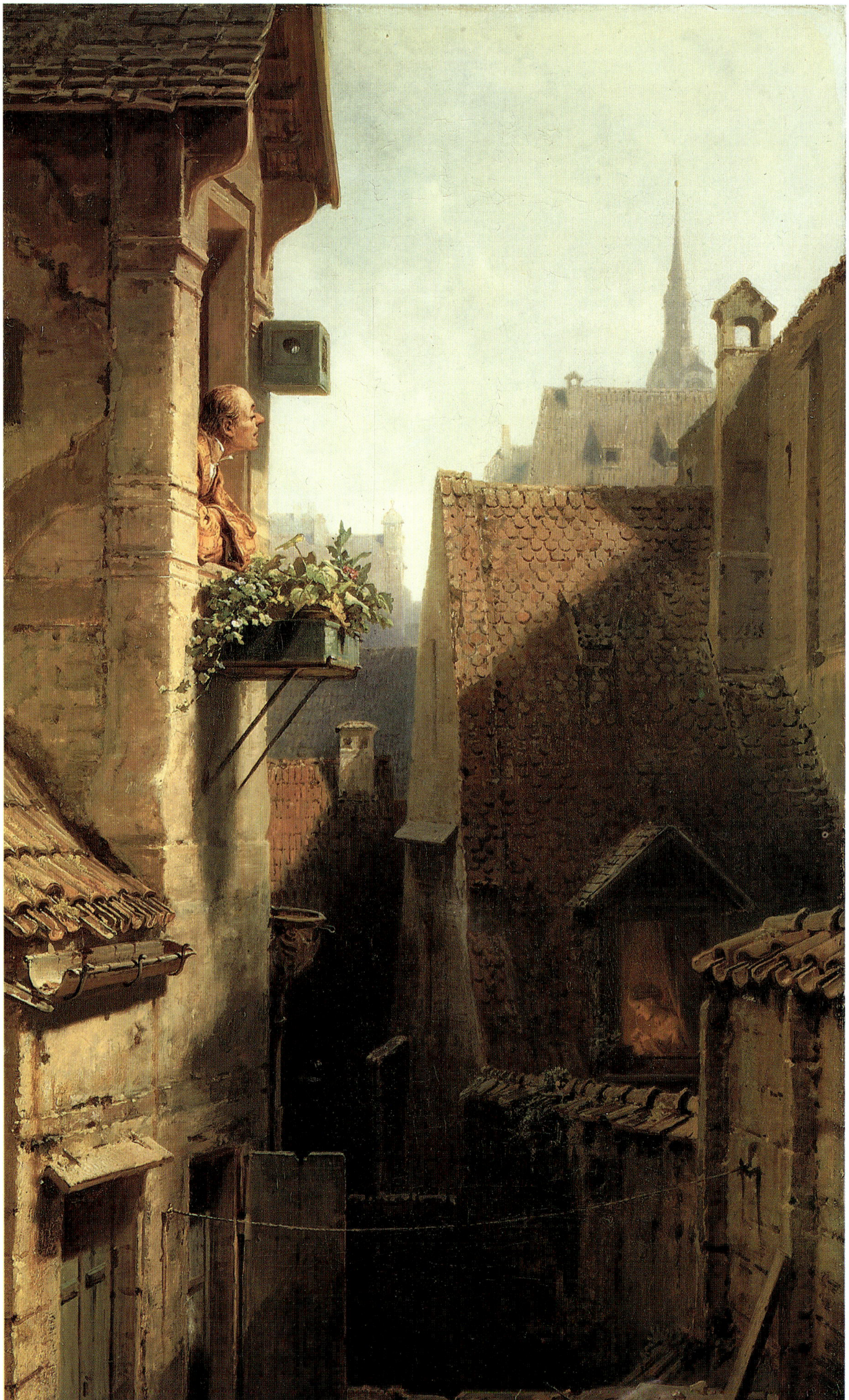

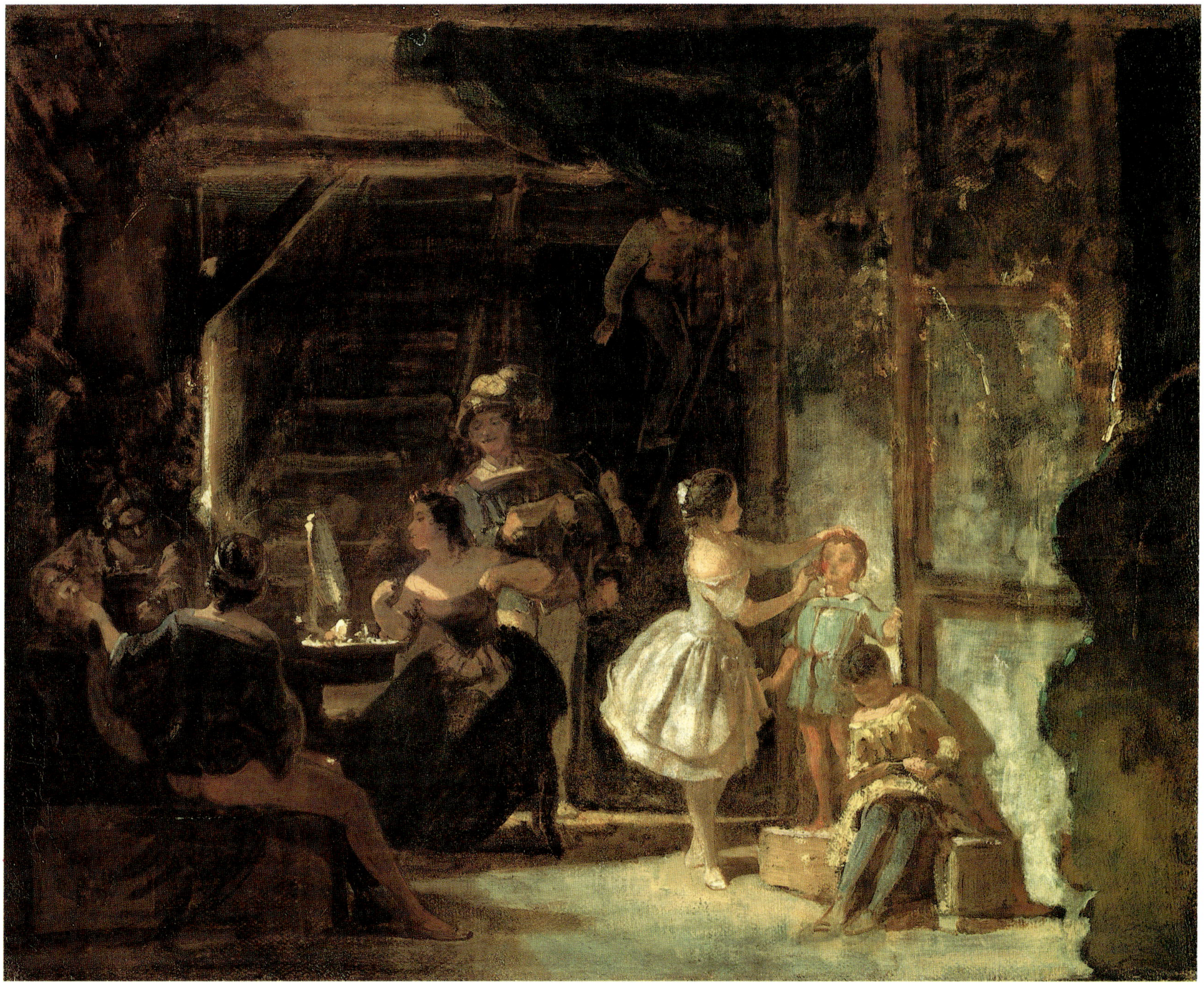

51 Ein Hypochonder
52, 53 Hinter den Kulissen

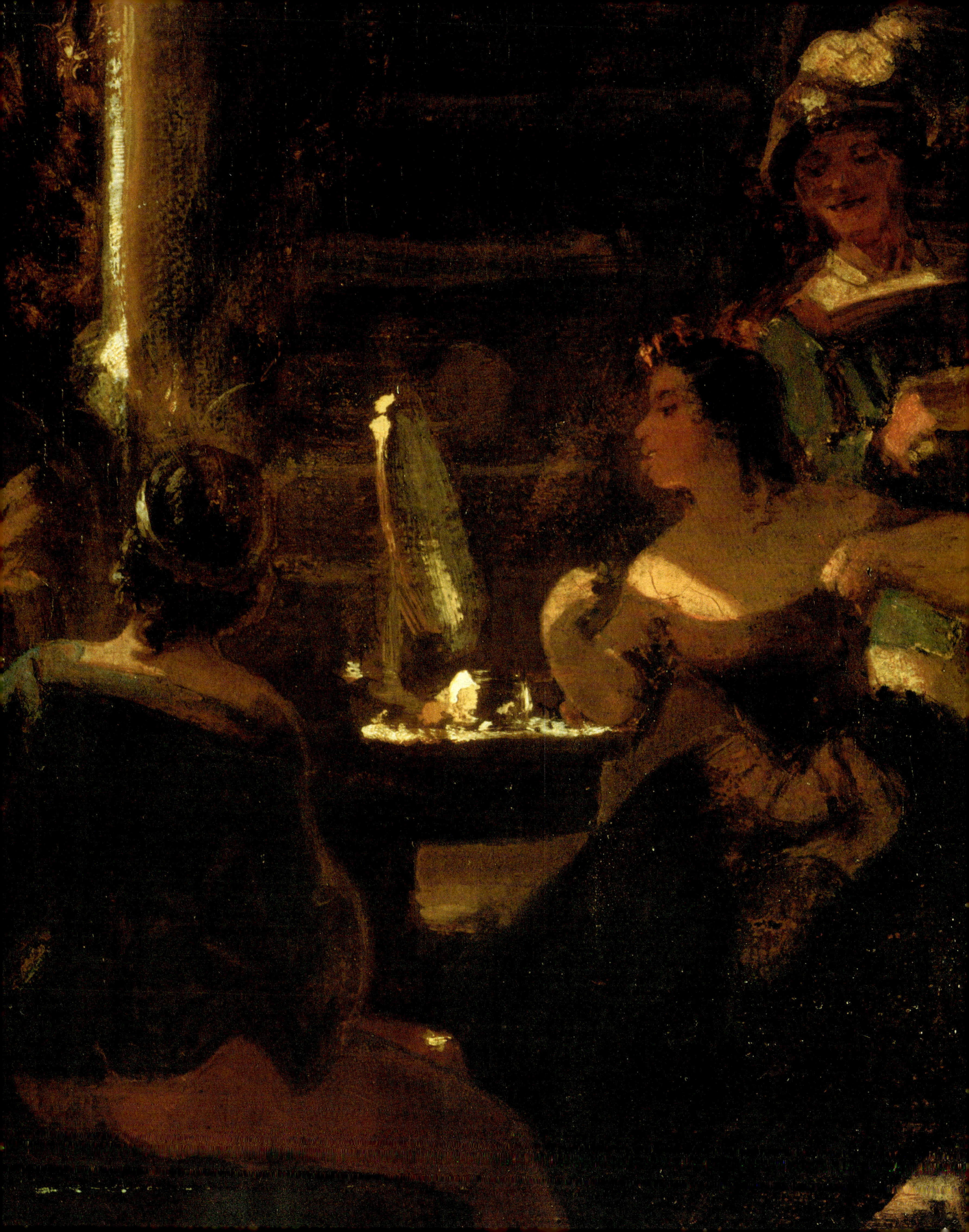

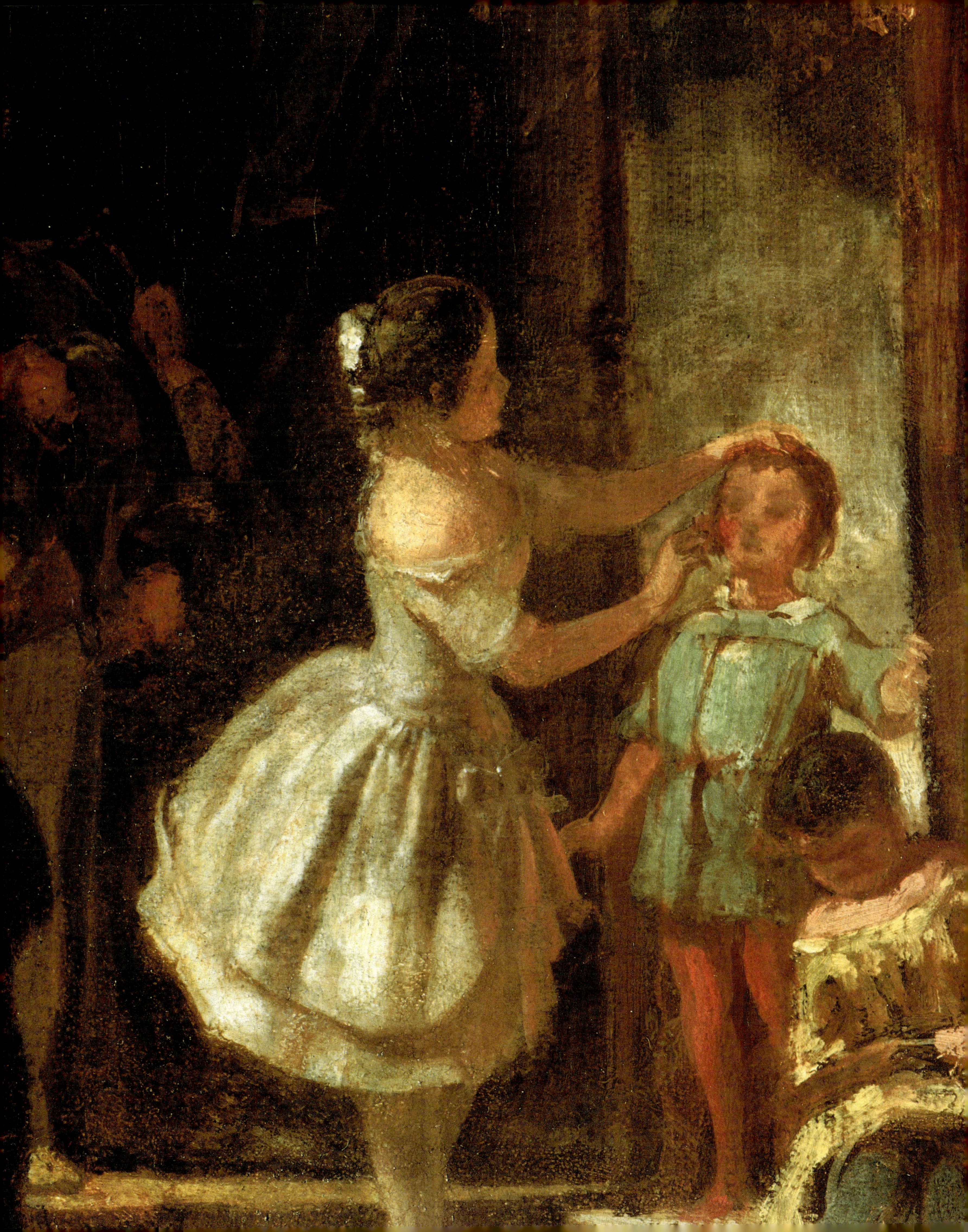

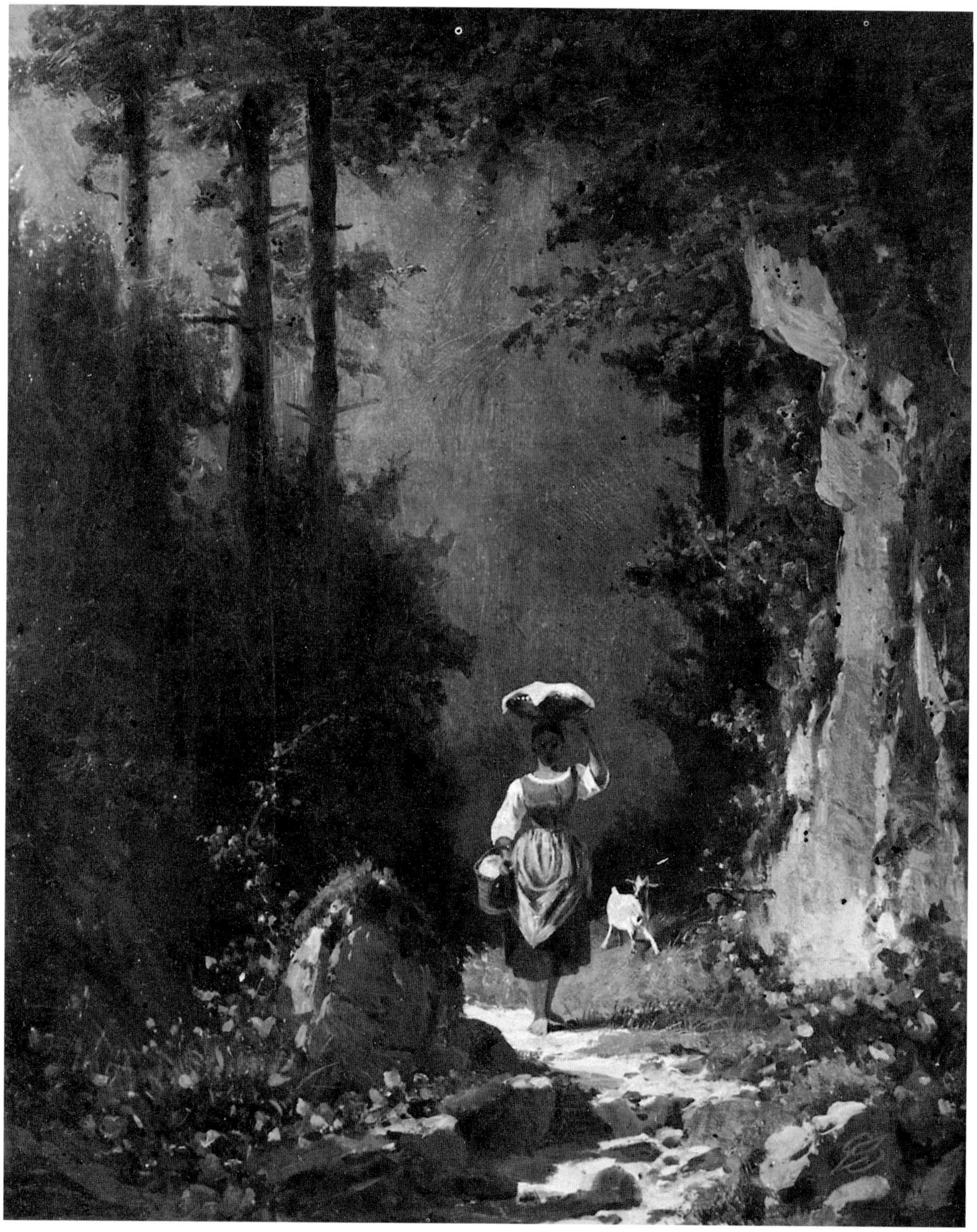

54 Mädchen mit Ziege

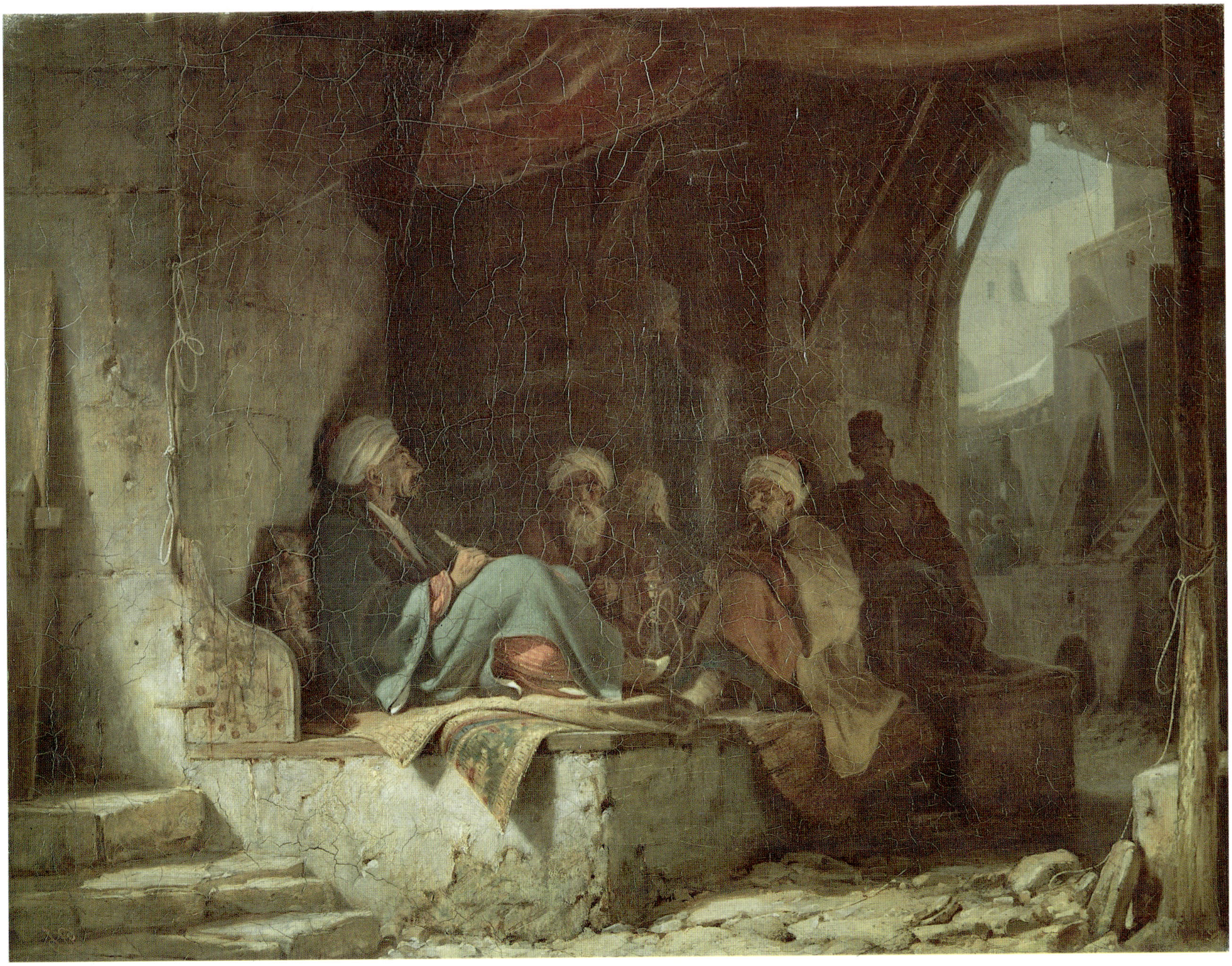

55 Türken im Kaffeehaus

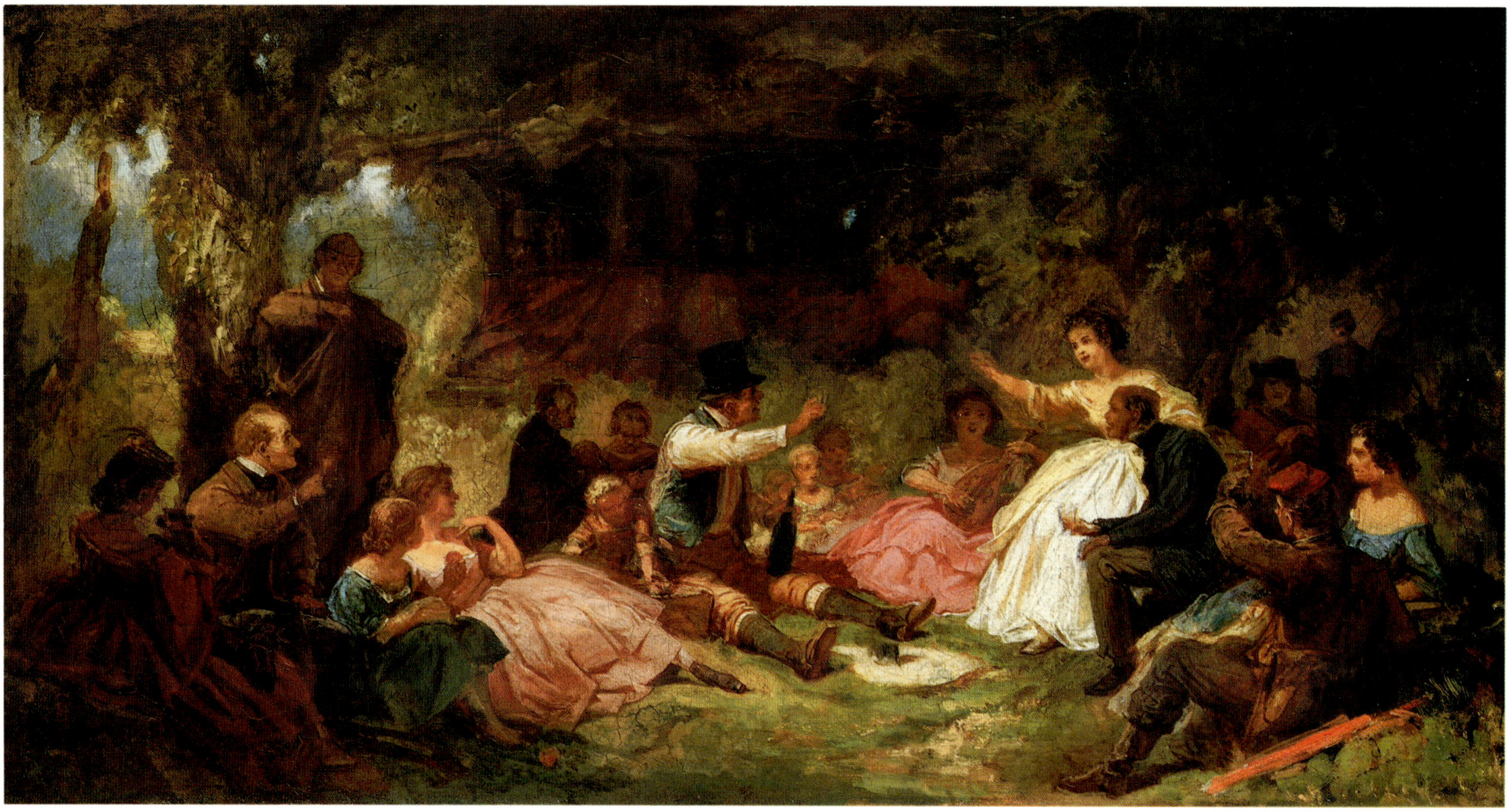

56 Das Picknick
57 Der Schreiber

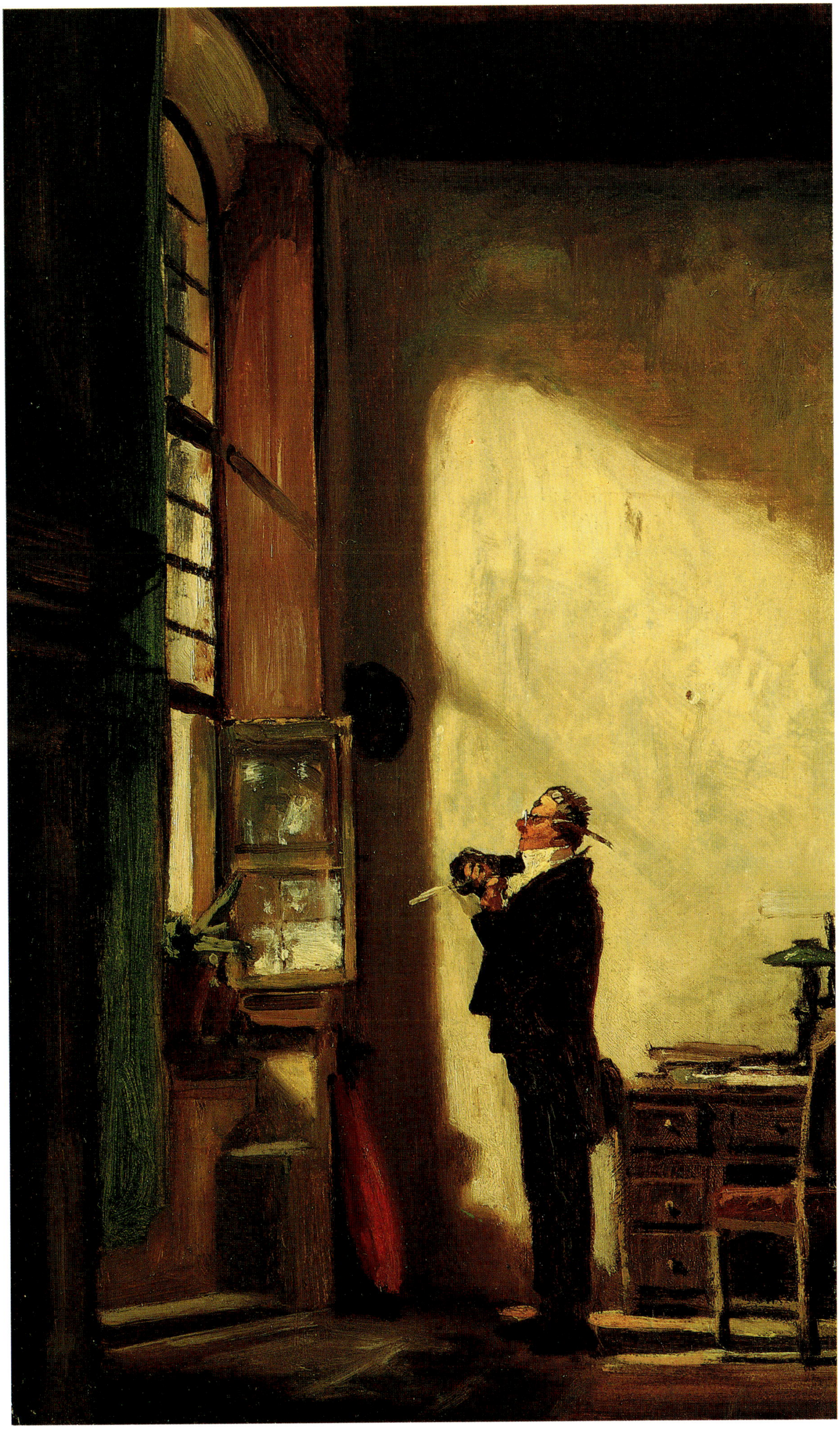

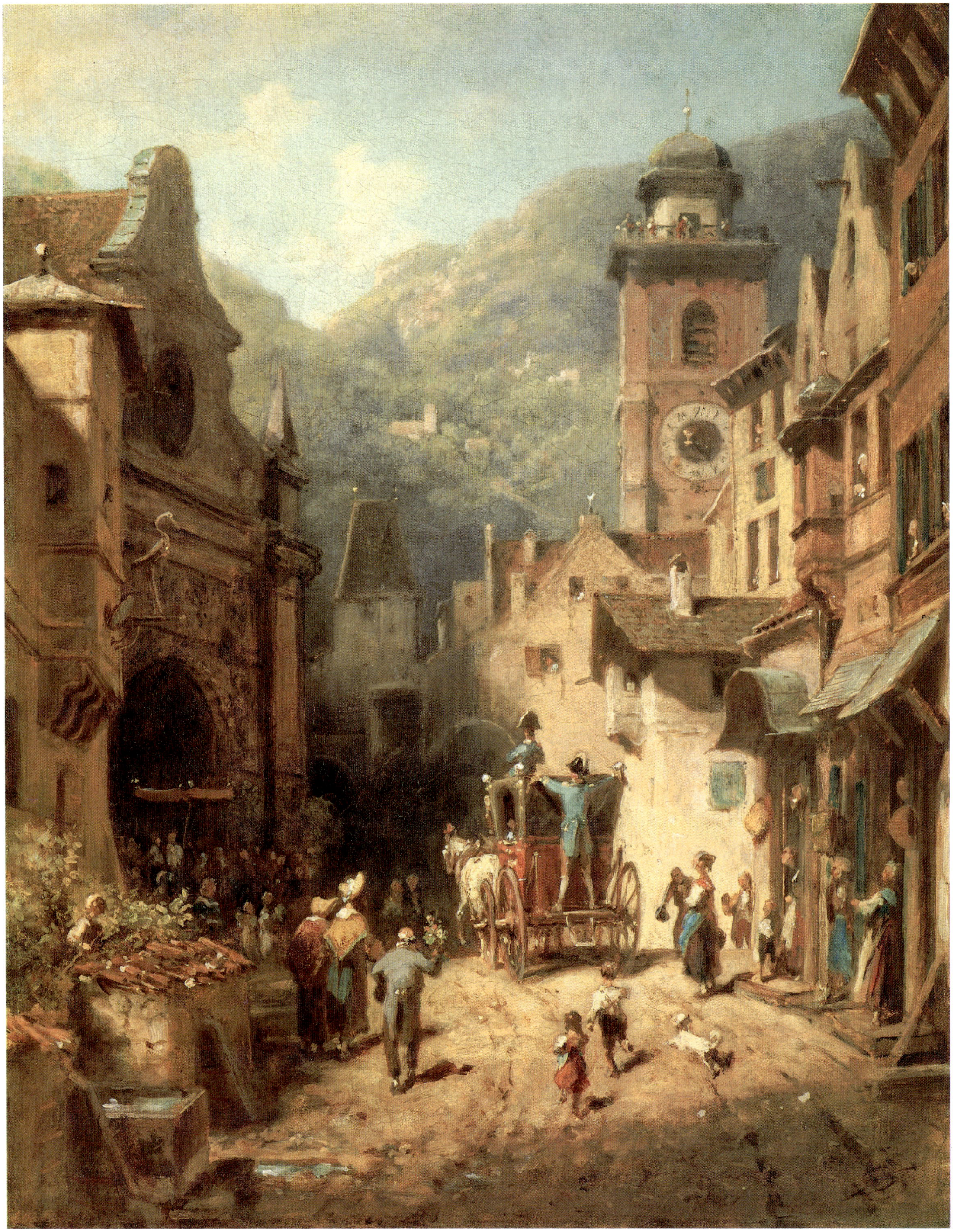

58, 59 Der Besuch des Landesvaters

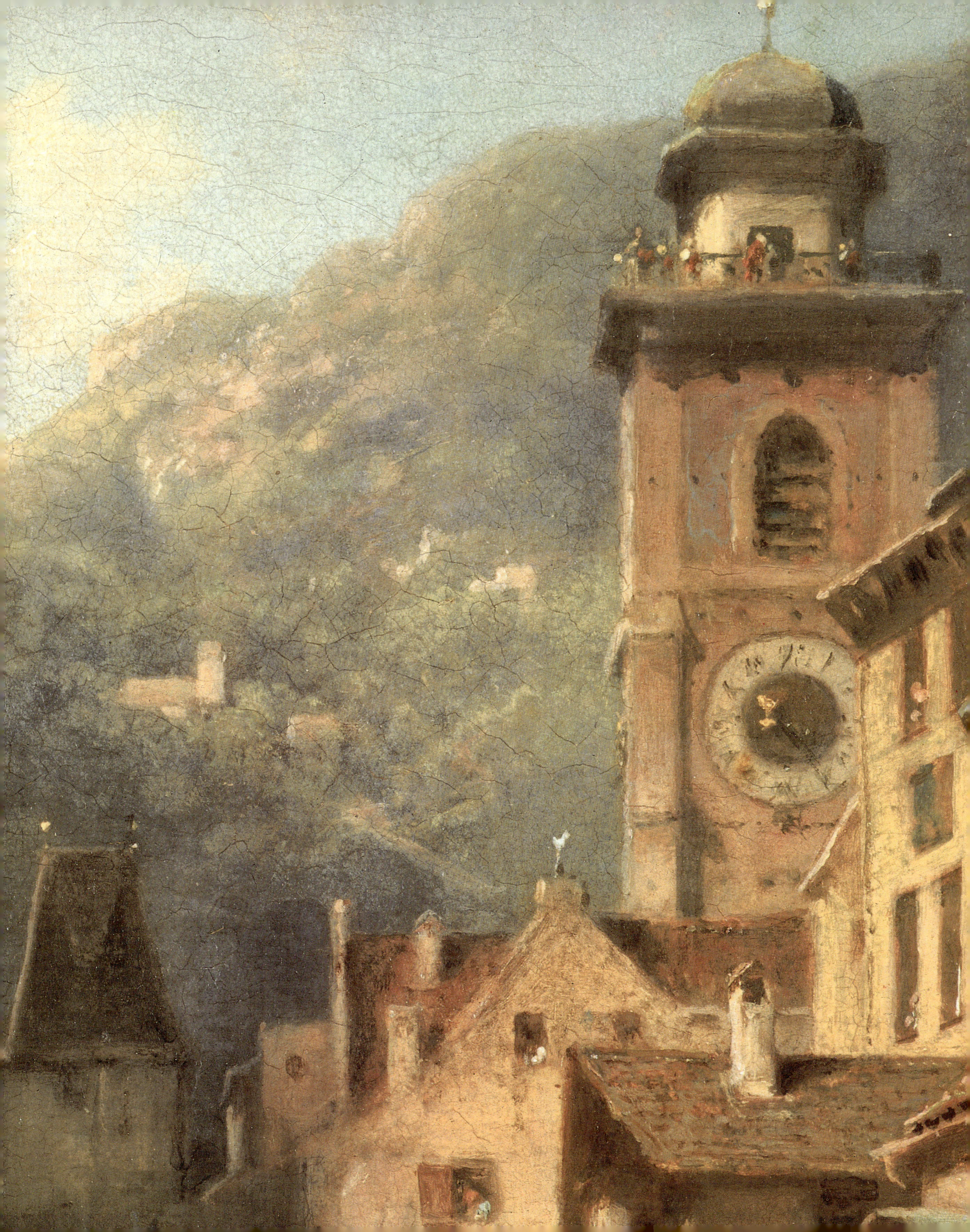

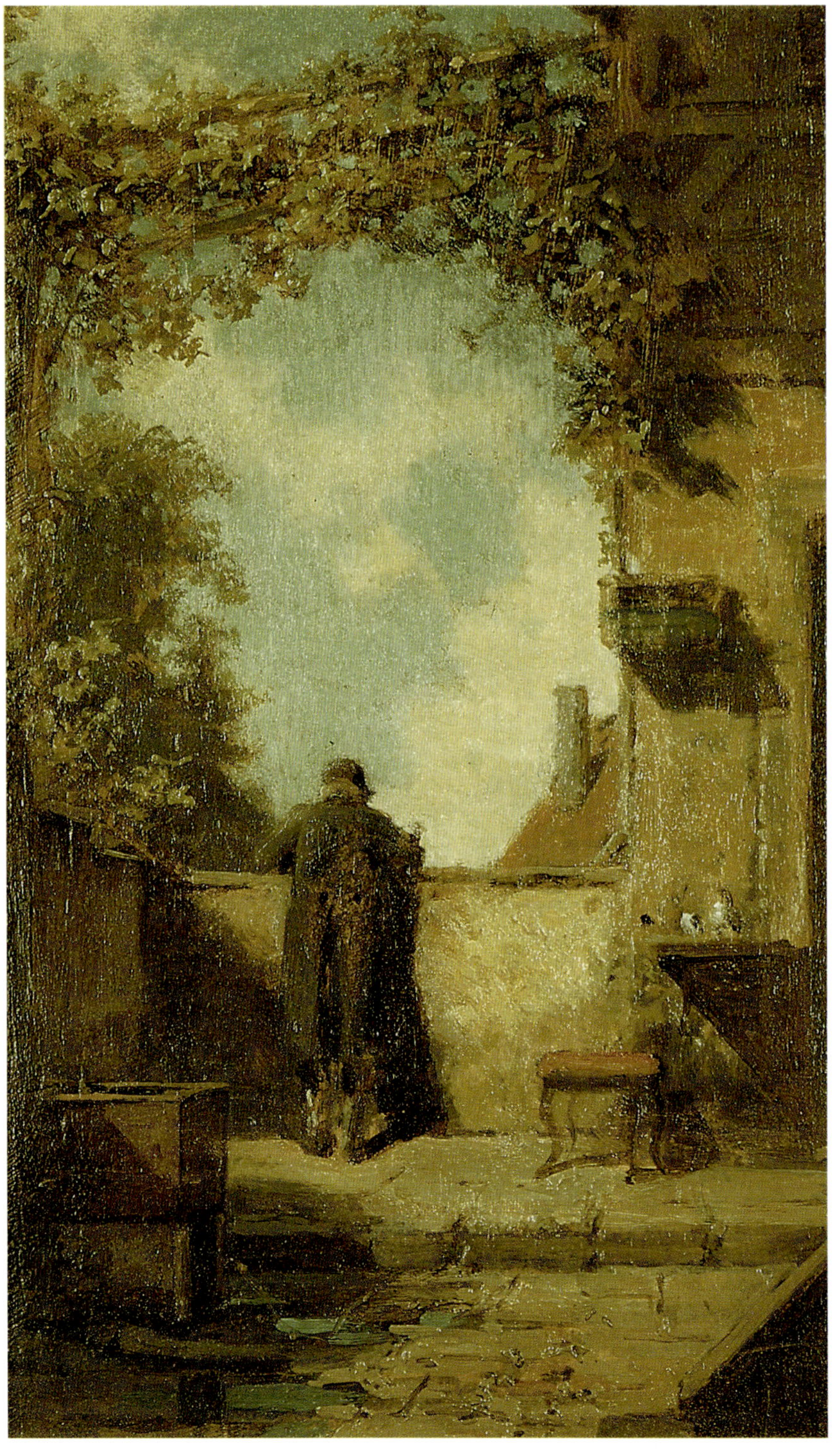

60 Alter Herr auf der Terrasse

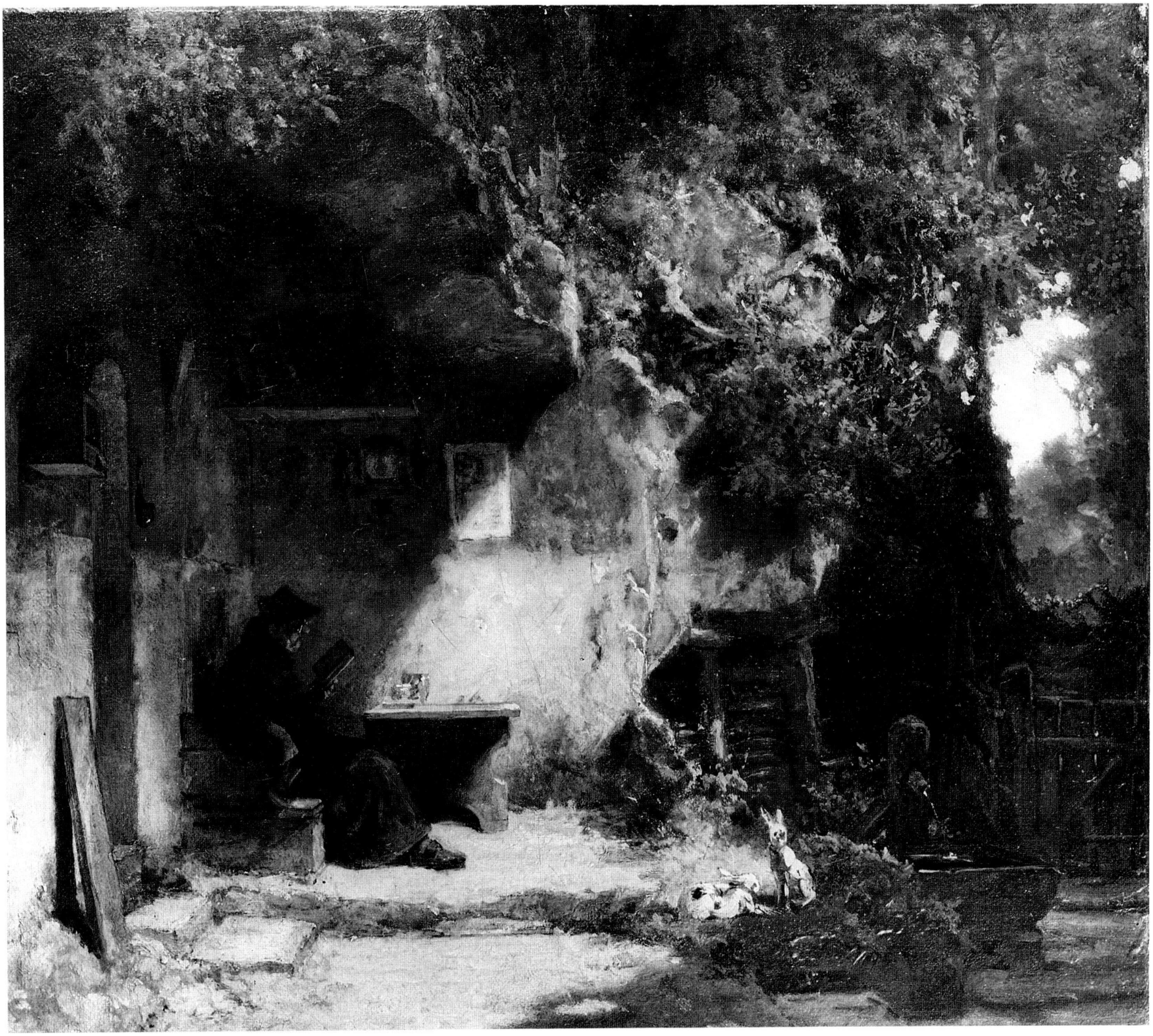

61 Siesta

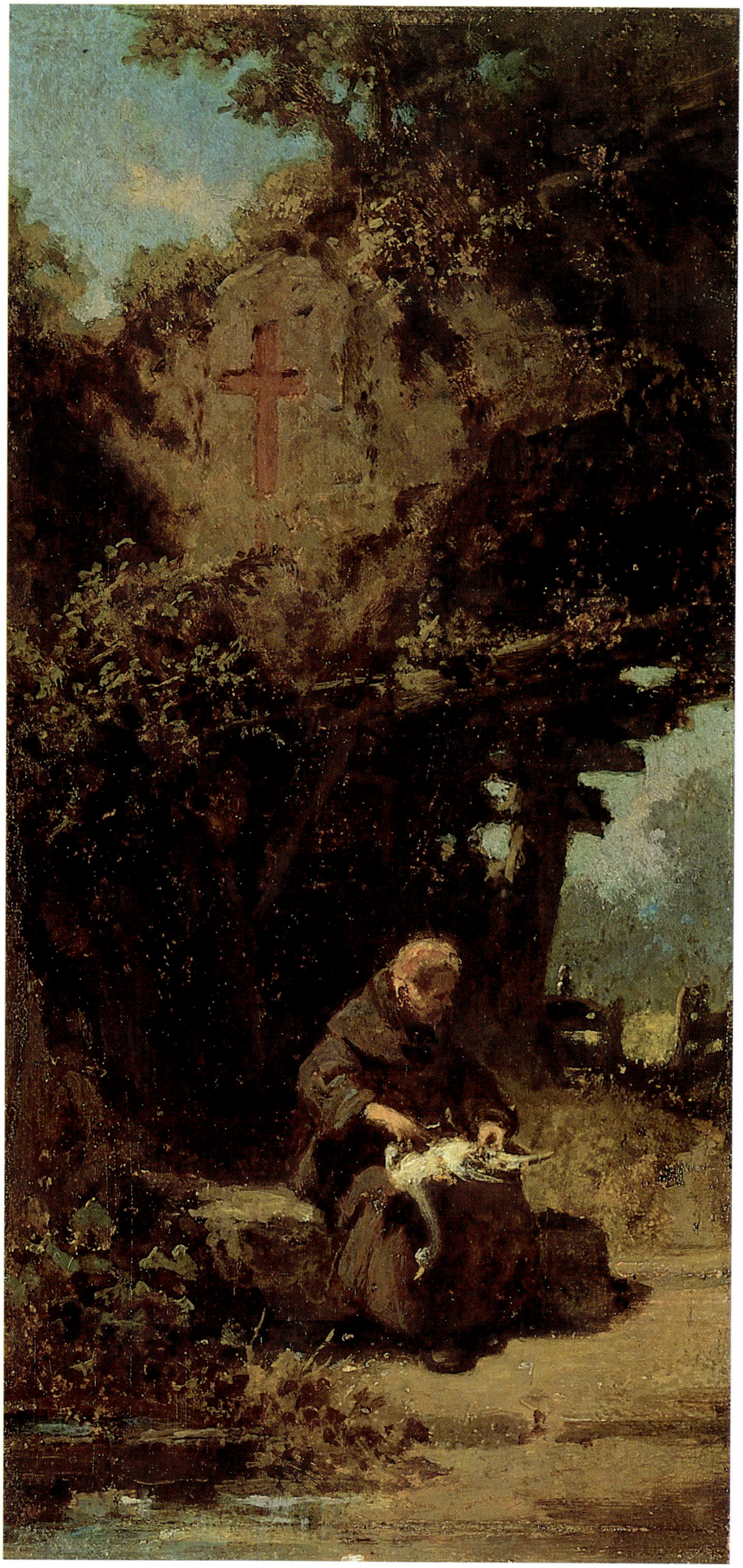

62 Gansrupfender Einsiedler
63 Lesender Klausner

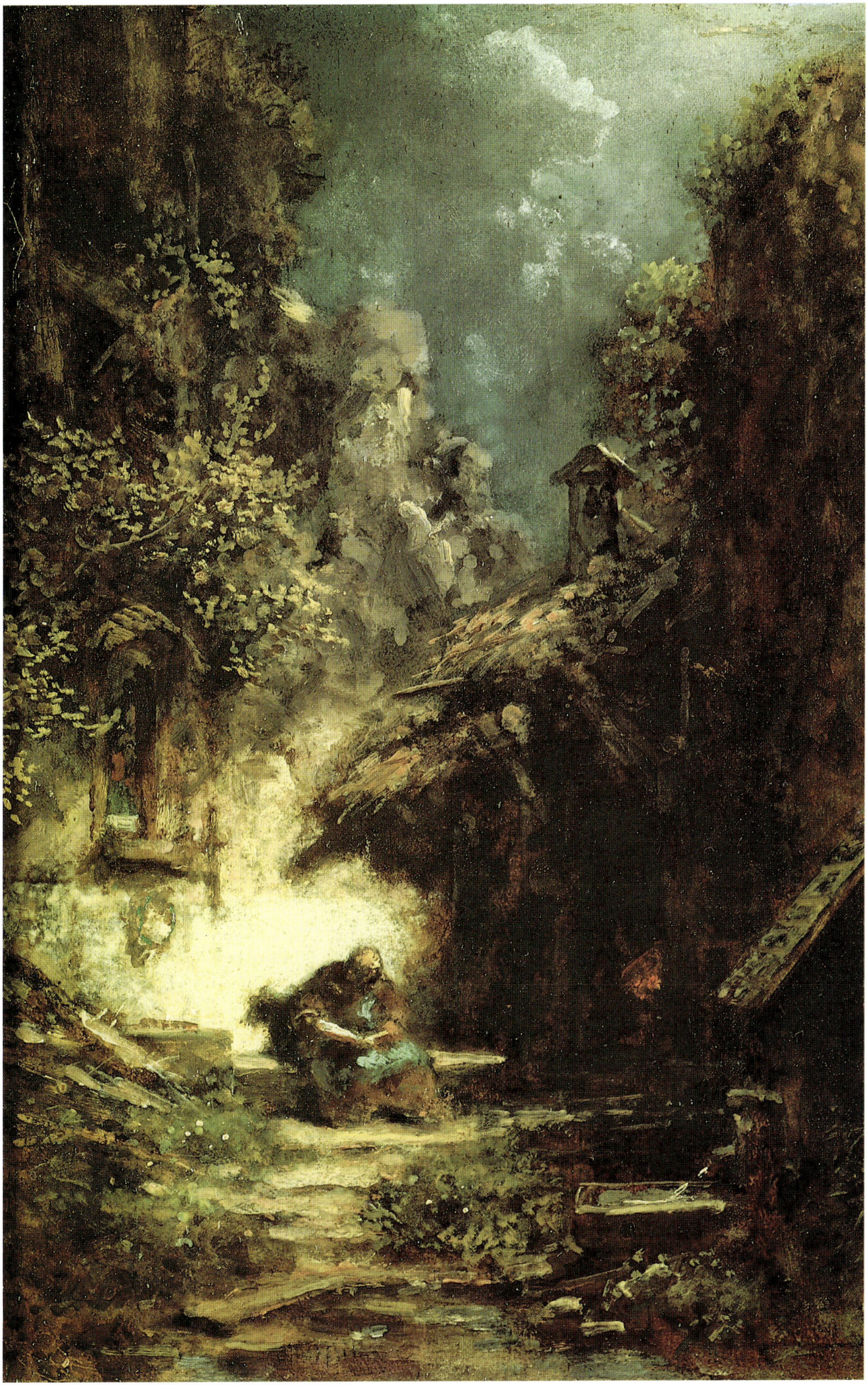

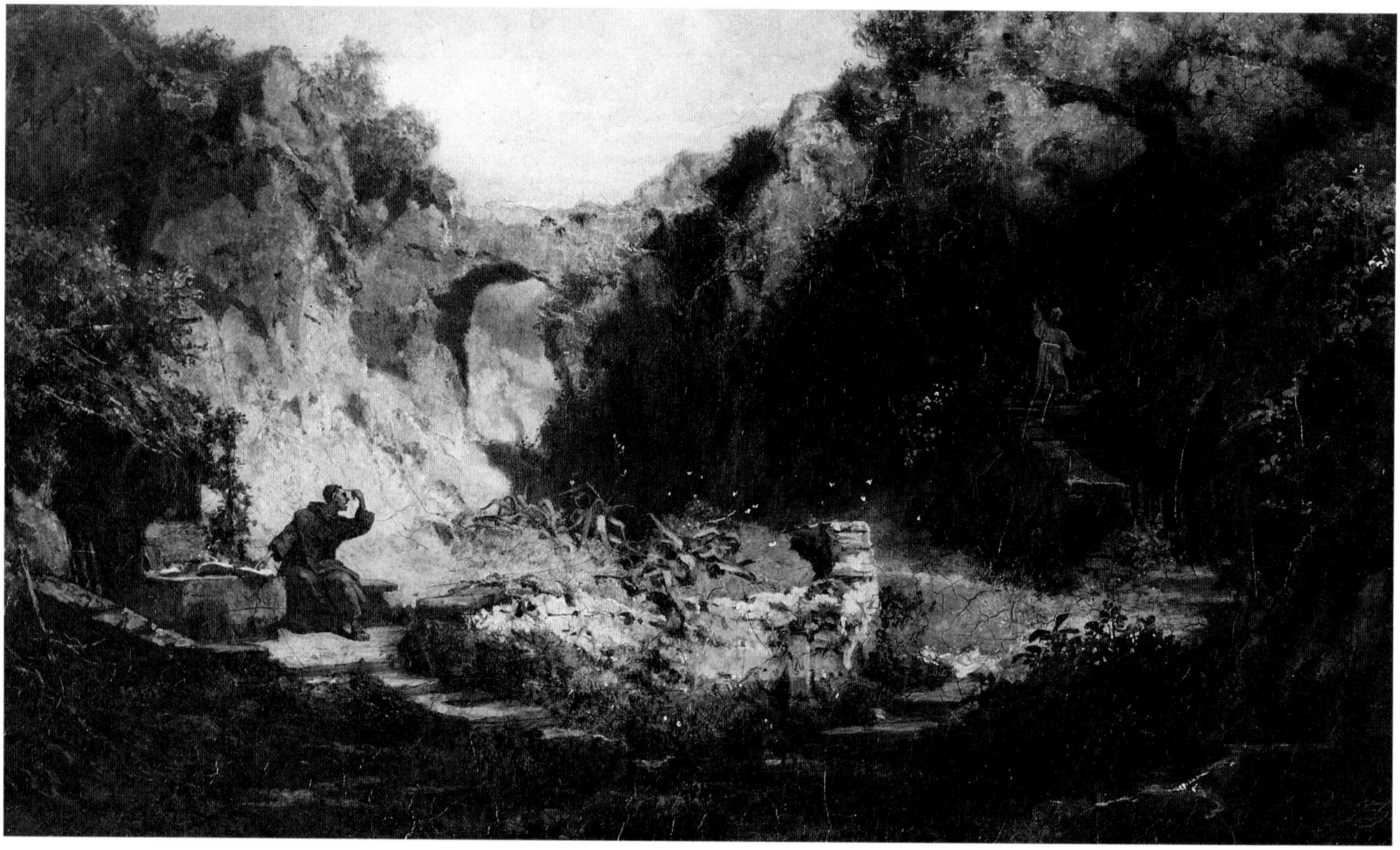

64 Streitende Einsiedler
65 Ständchen im Mondschein

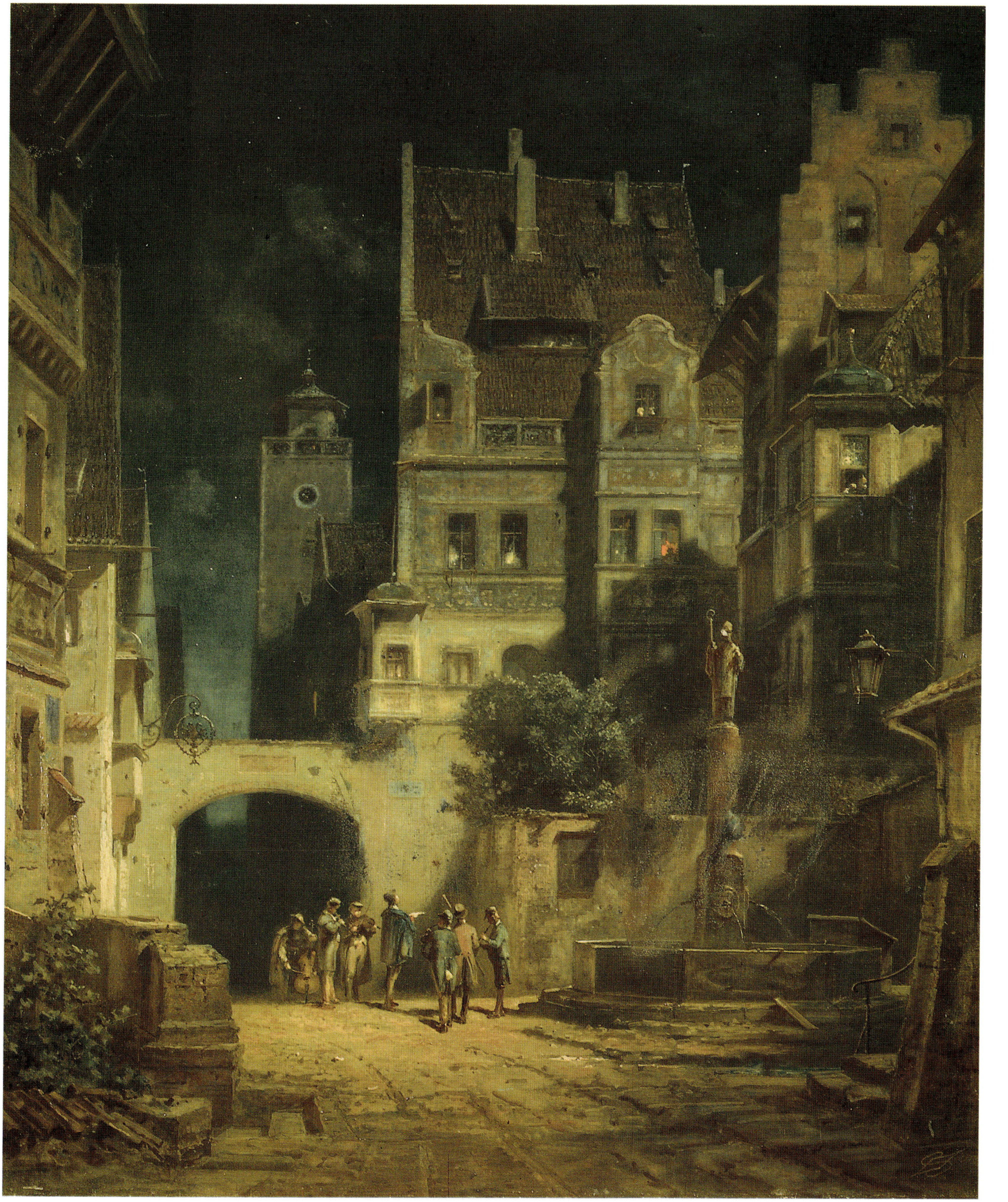

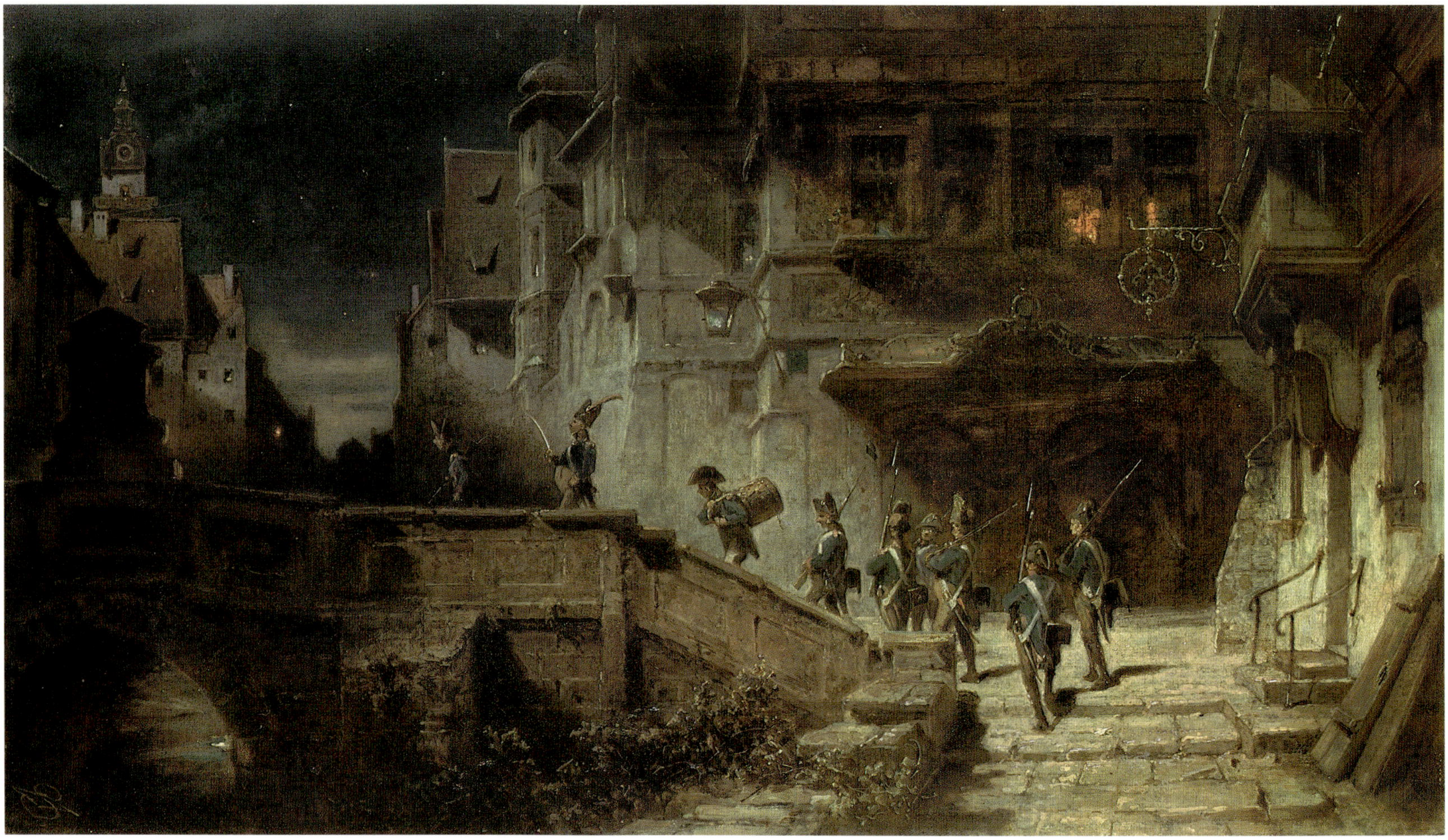

66 Nächtliche Runde
67 Die Schildwache

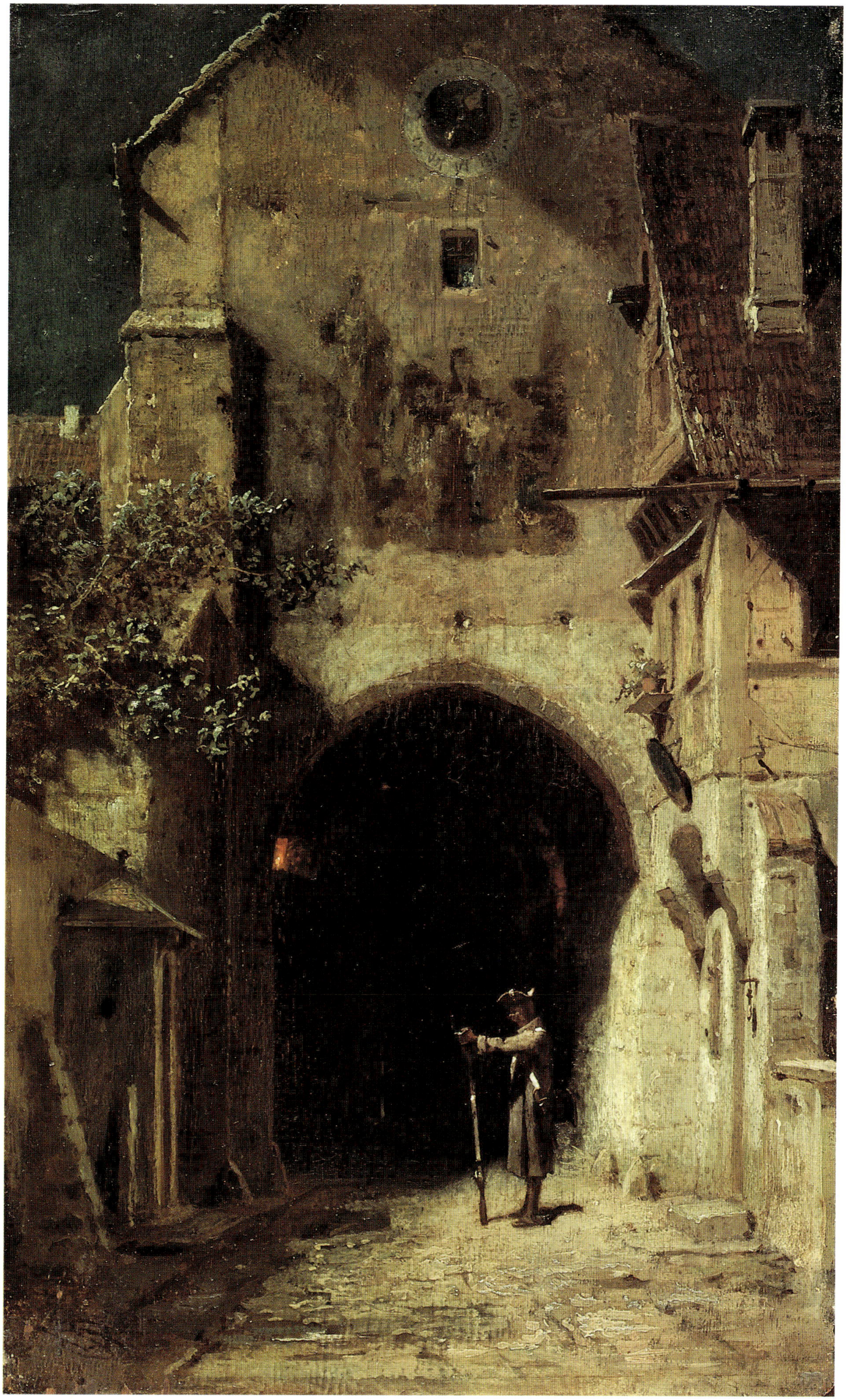

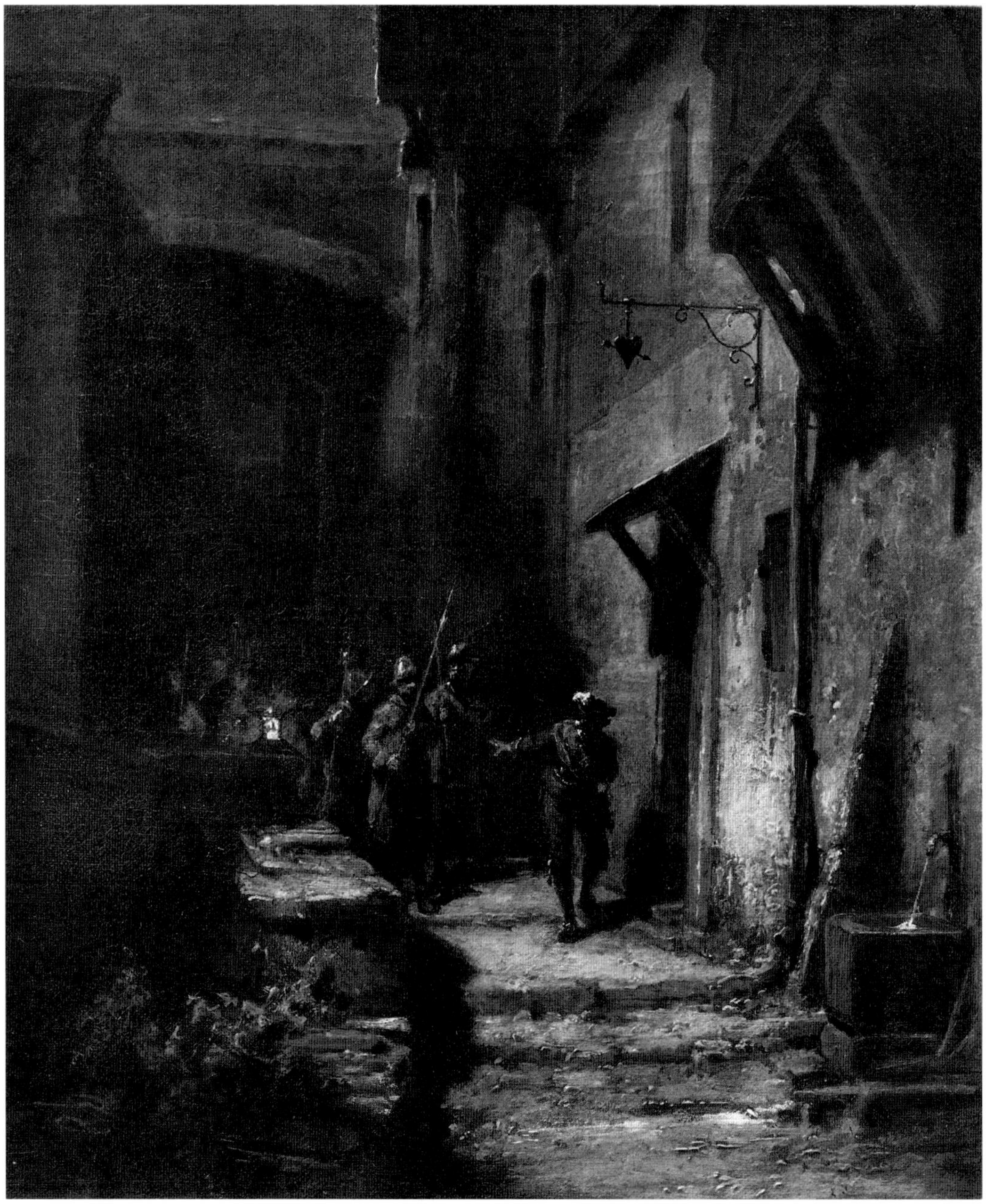

68 Die Scharwache
69 Der eingeschlafene Wachter

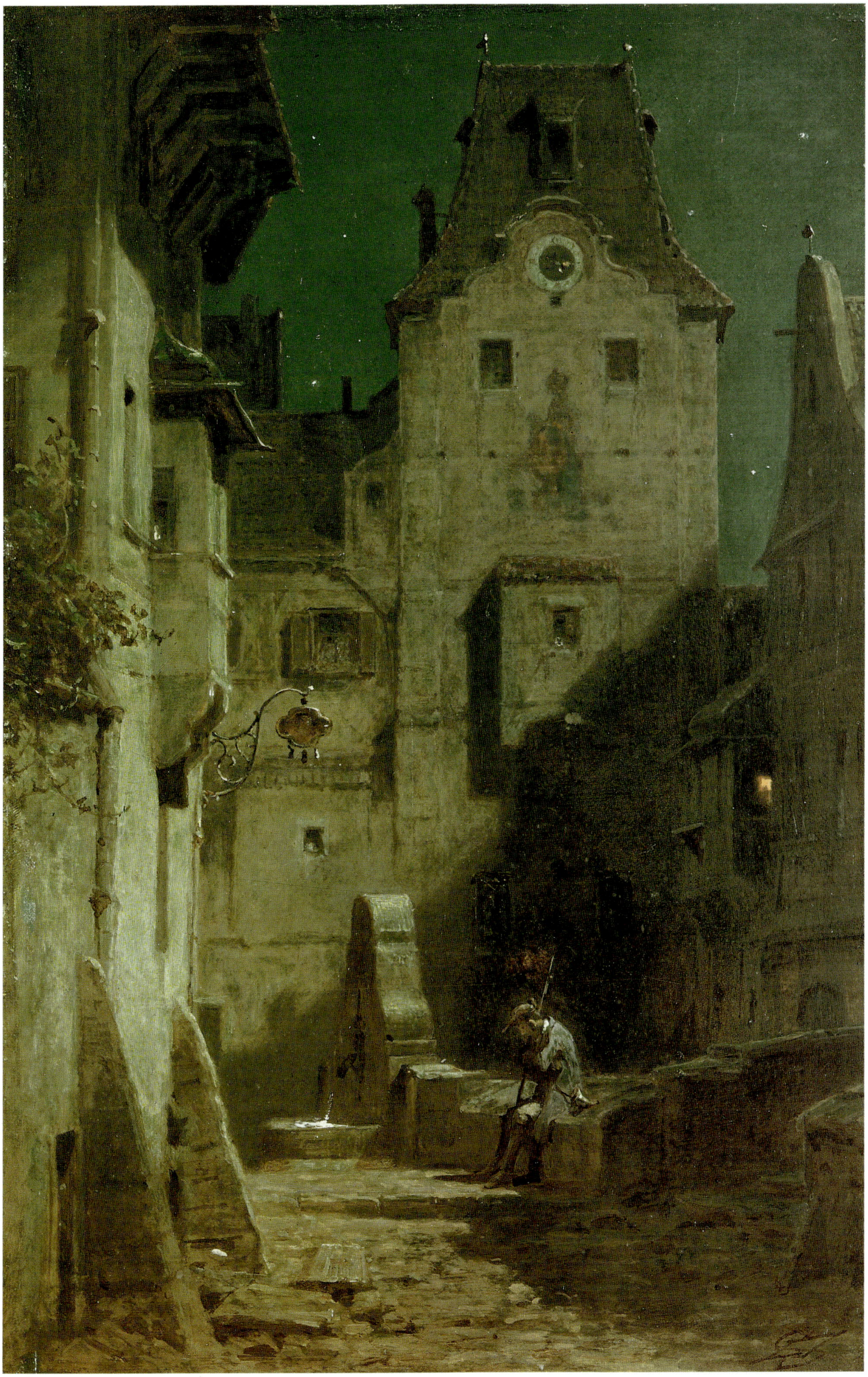

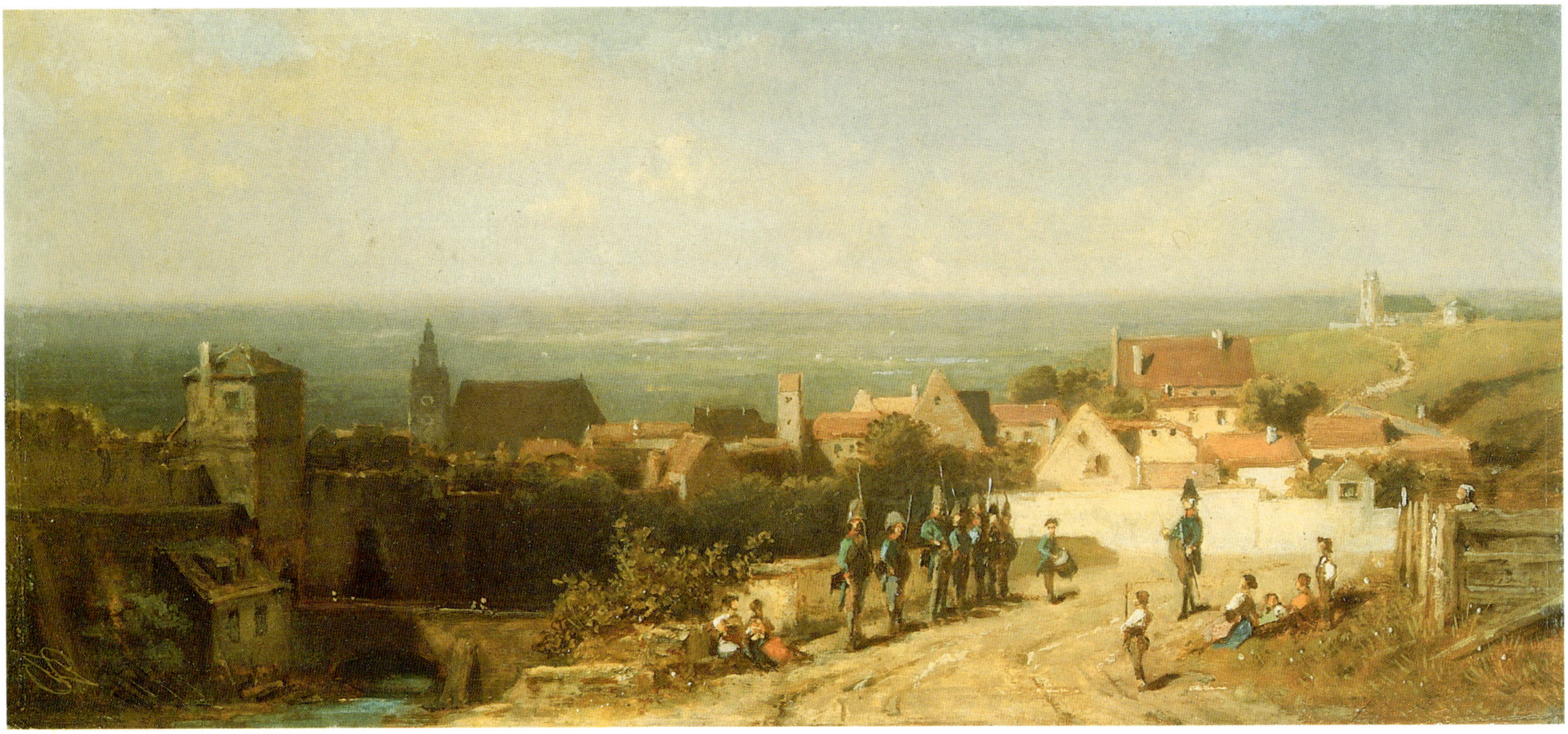

70 Altes Städtchen

71 Touristen in den Bergen

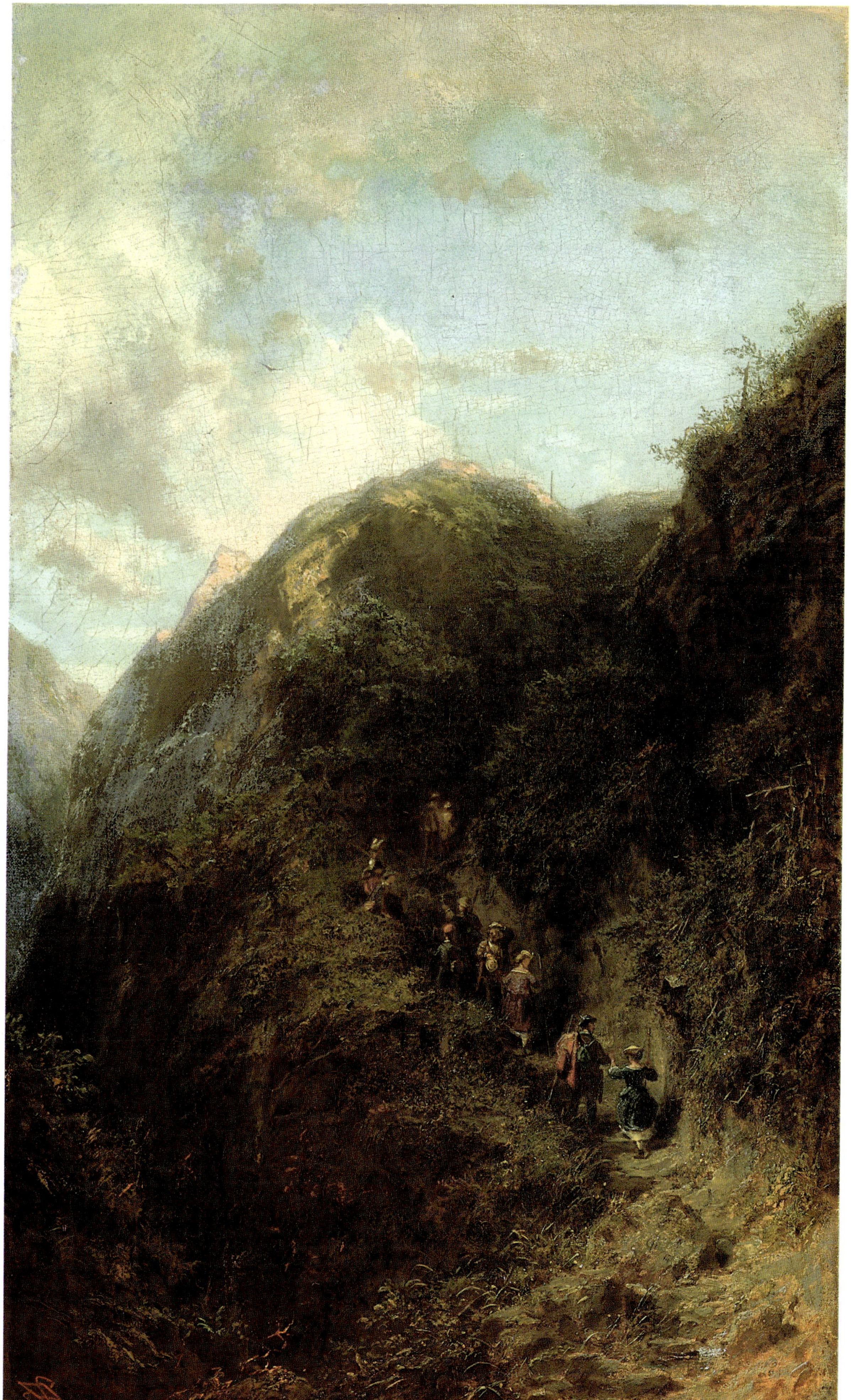

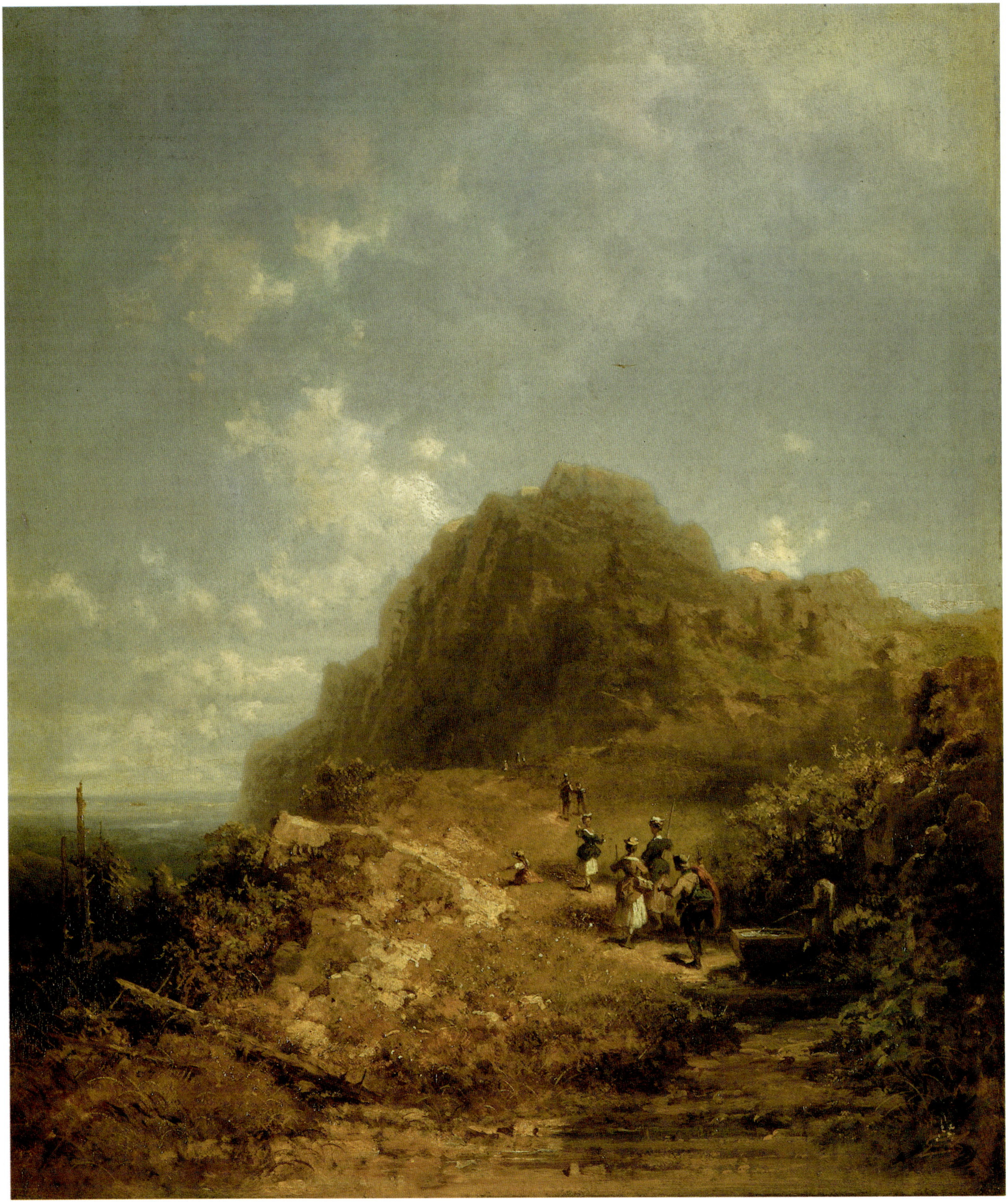

72 Bergwanderung
73 Der Angler

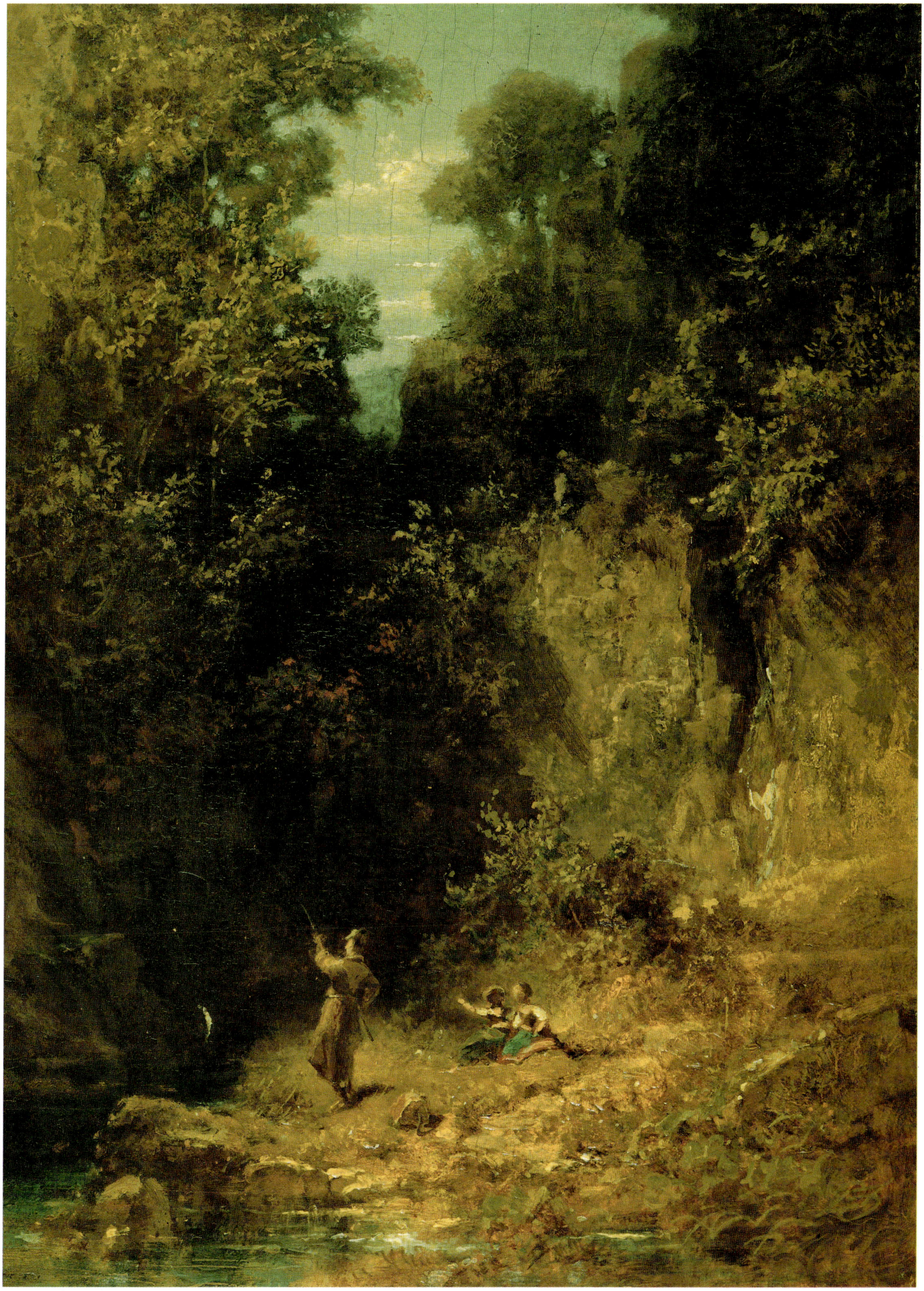

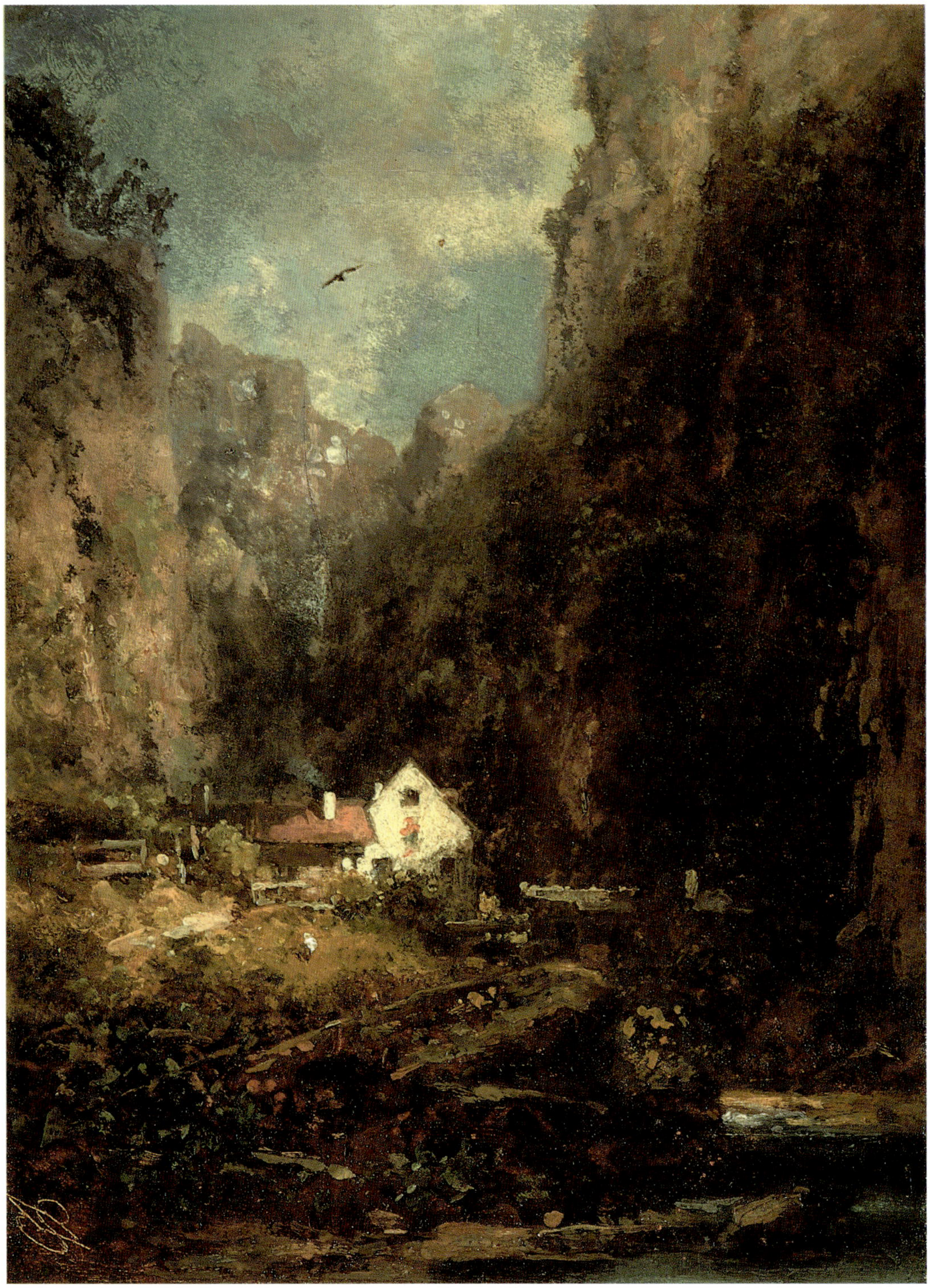

74 Gebirgsschlucht

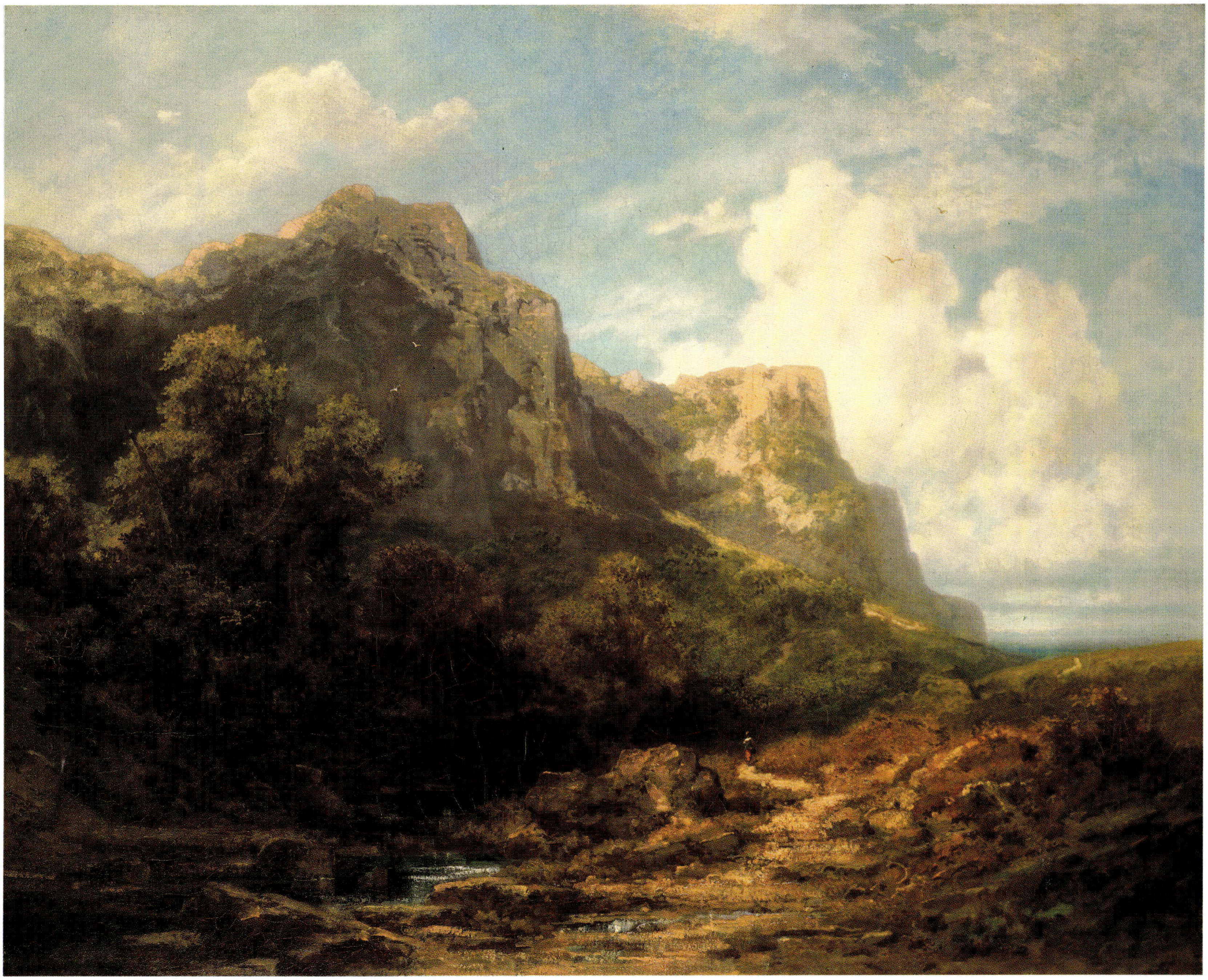

75, 76 Bayerische Gebirgslandschaft

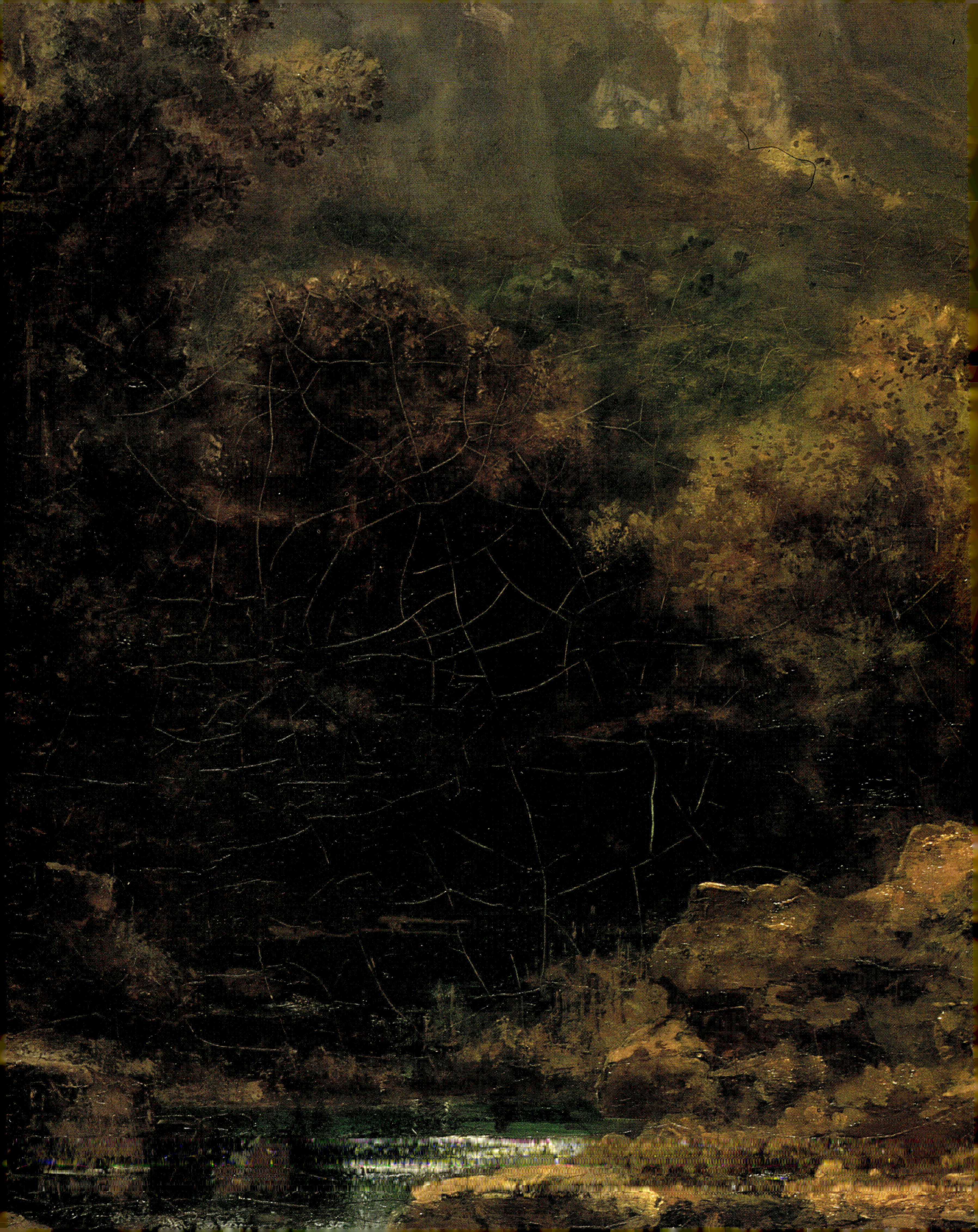

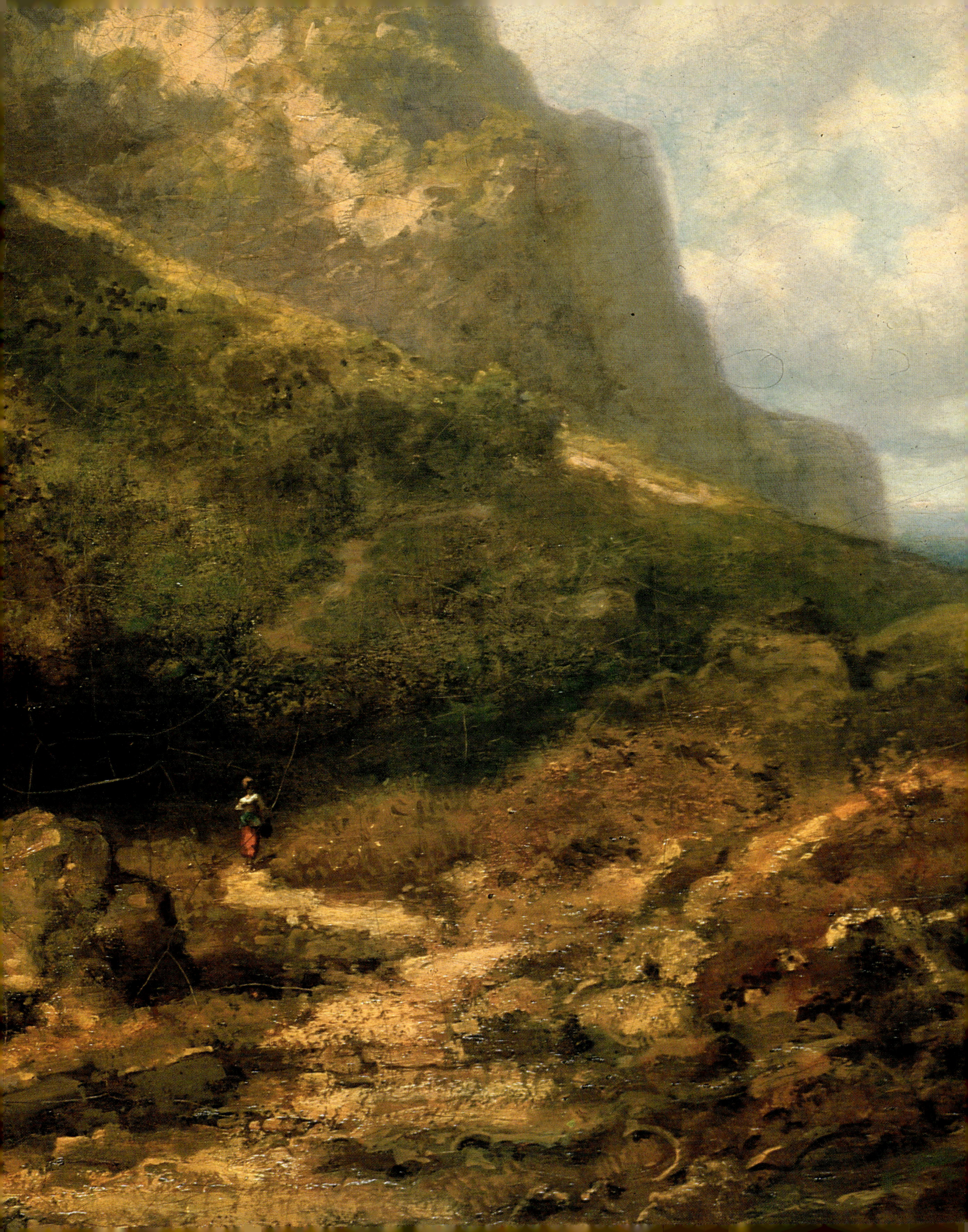

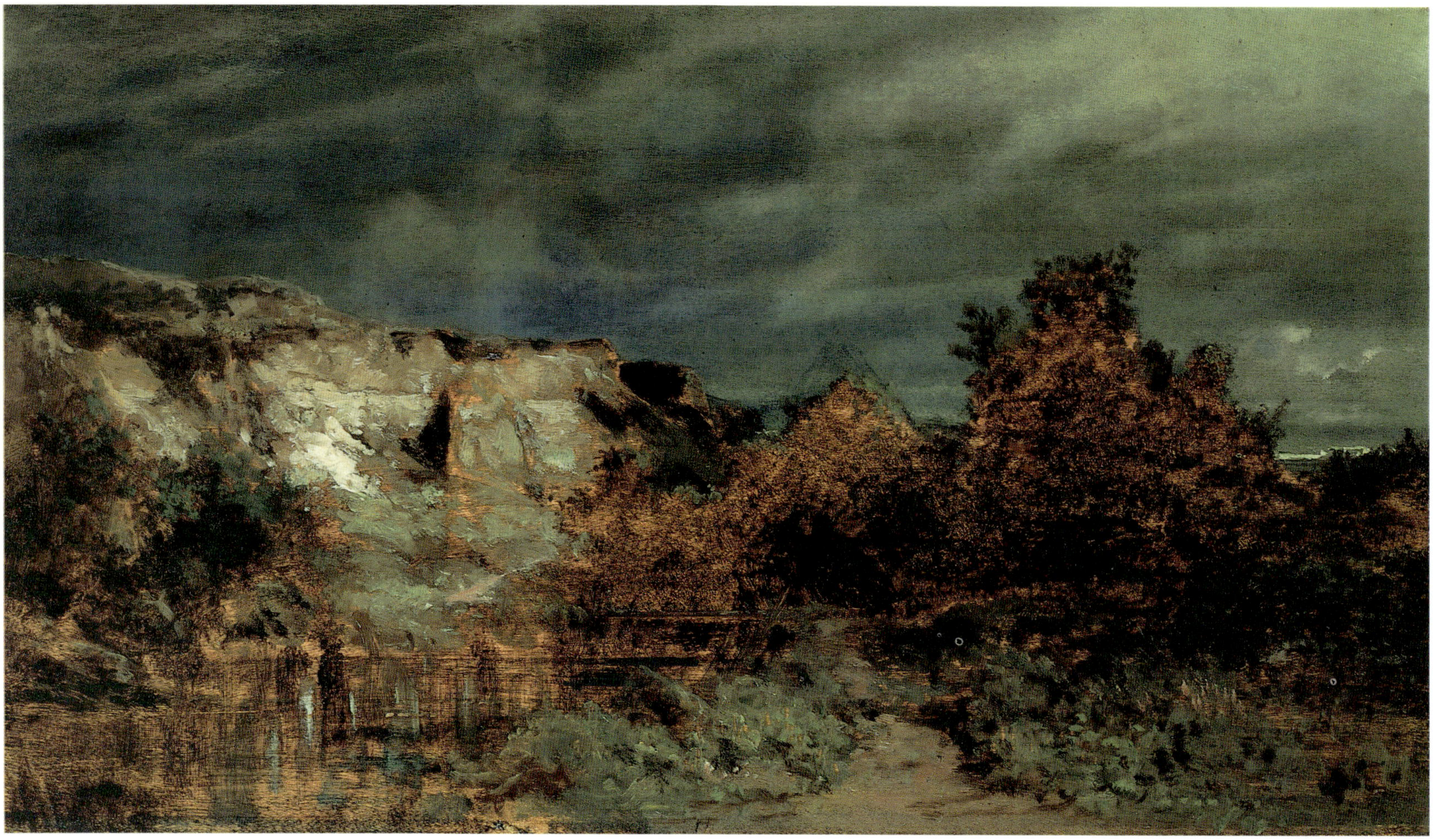

17 Das Irrlicht

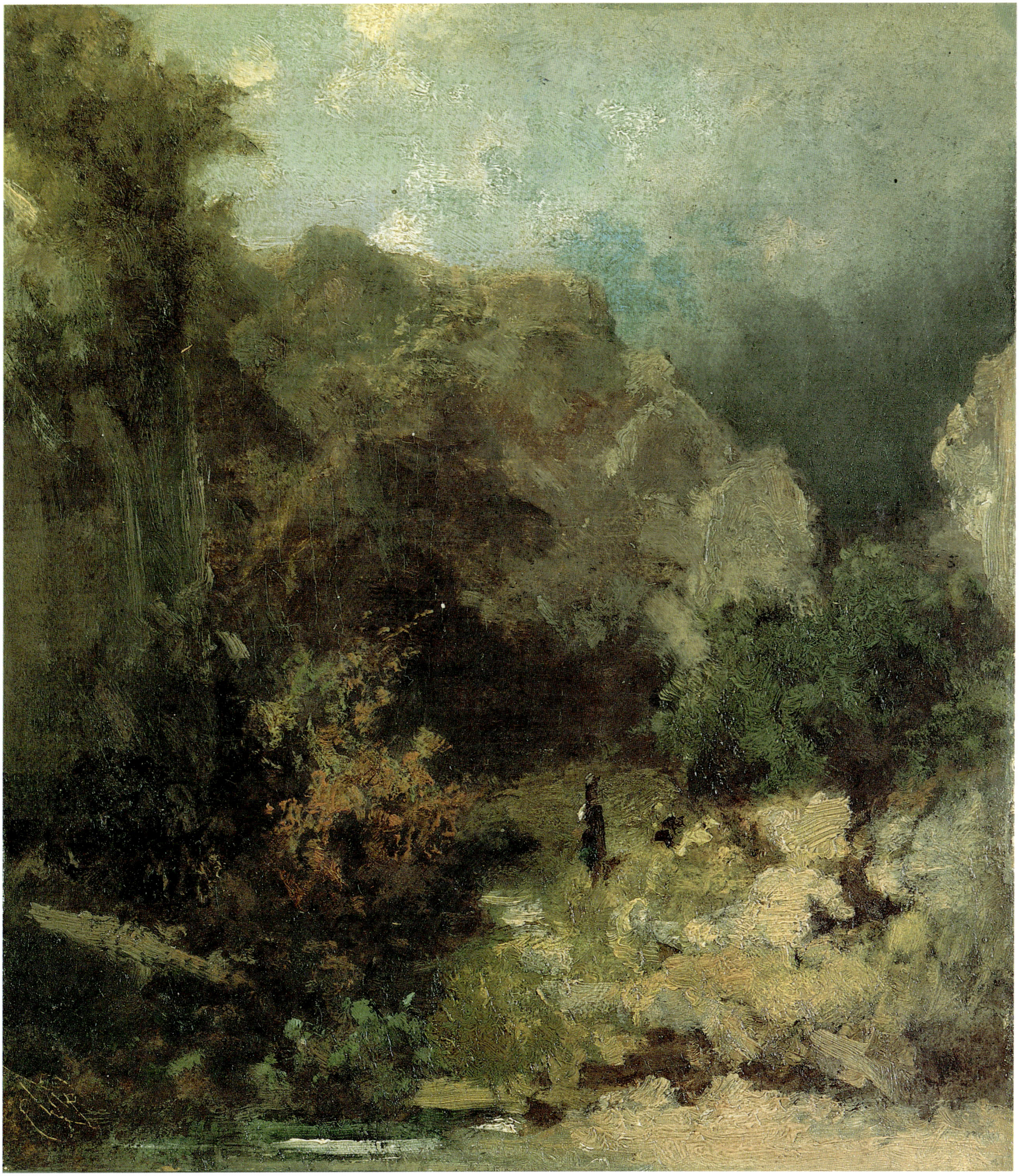

78 Landschaft mit weiblicher Figur

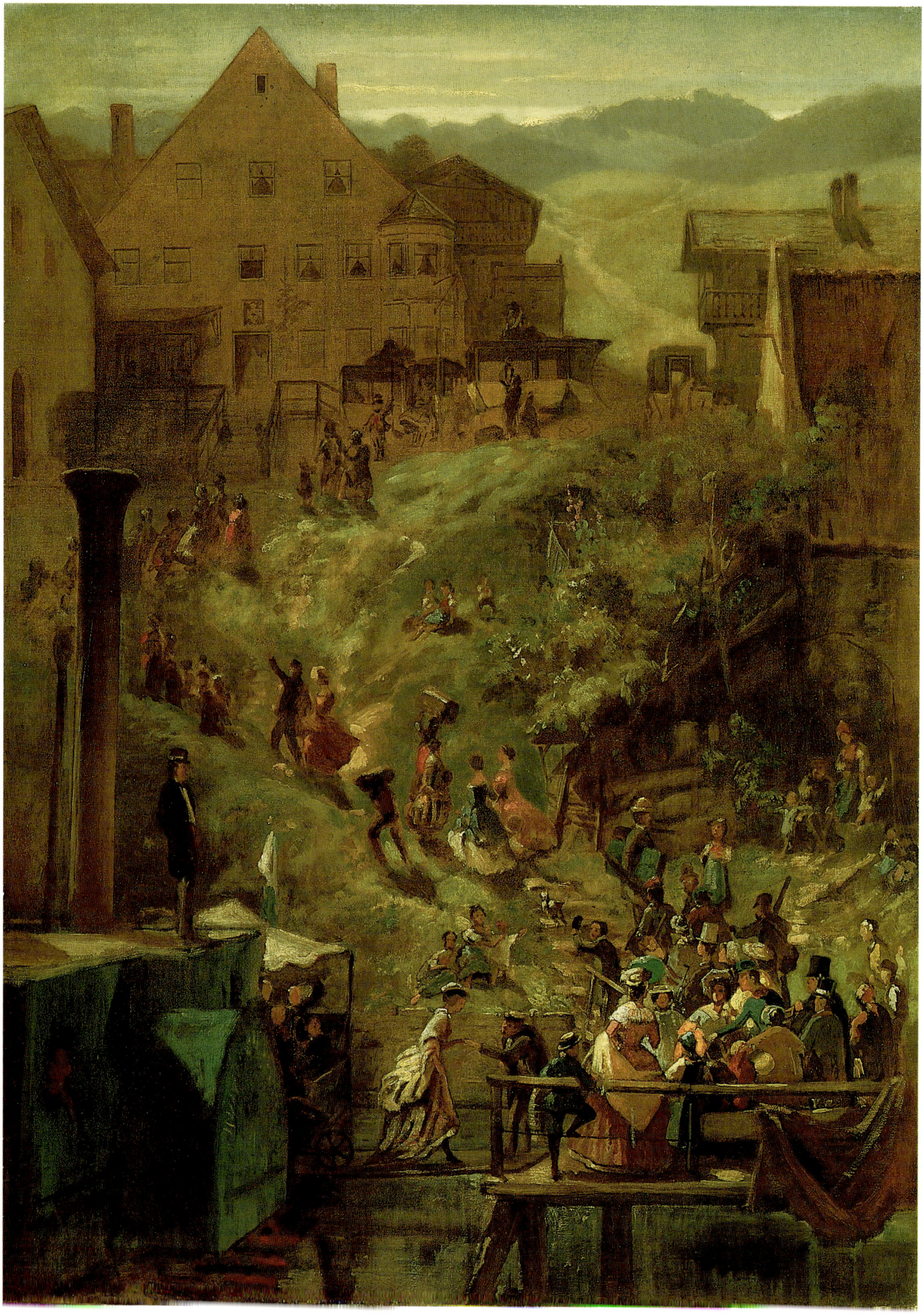

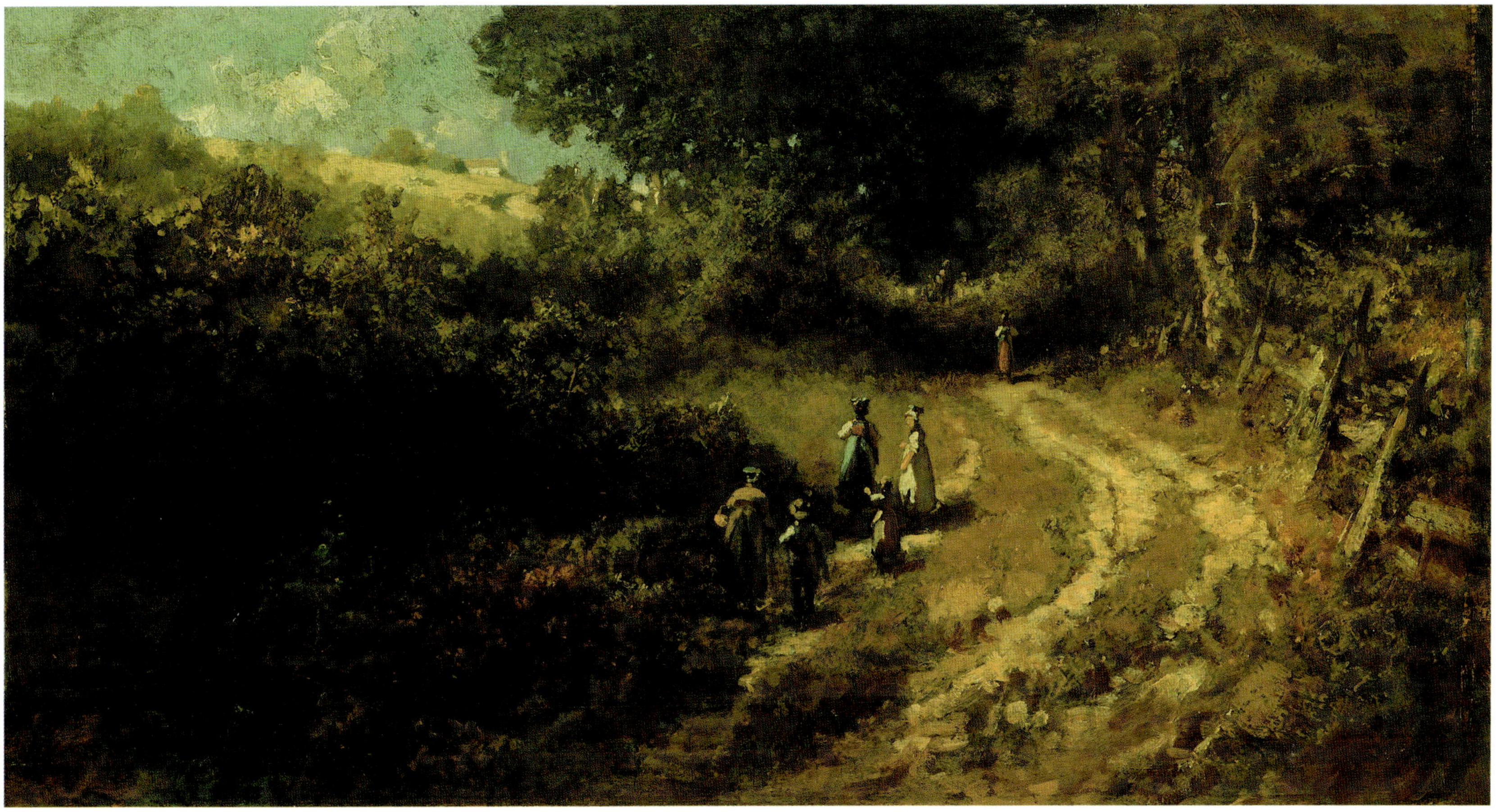

79 Ankunft in Seeshaupt
80 Kirchgang bei Dachau

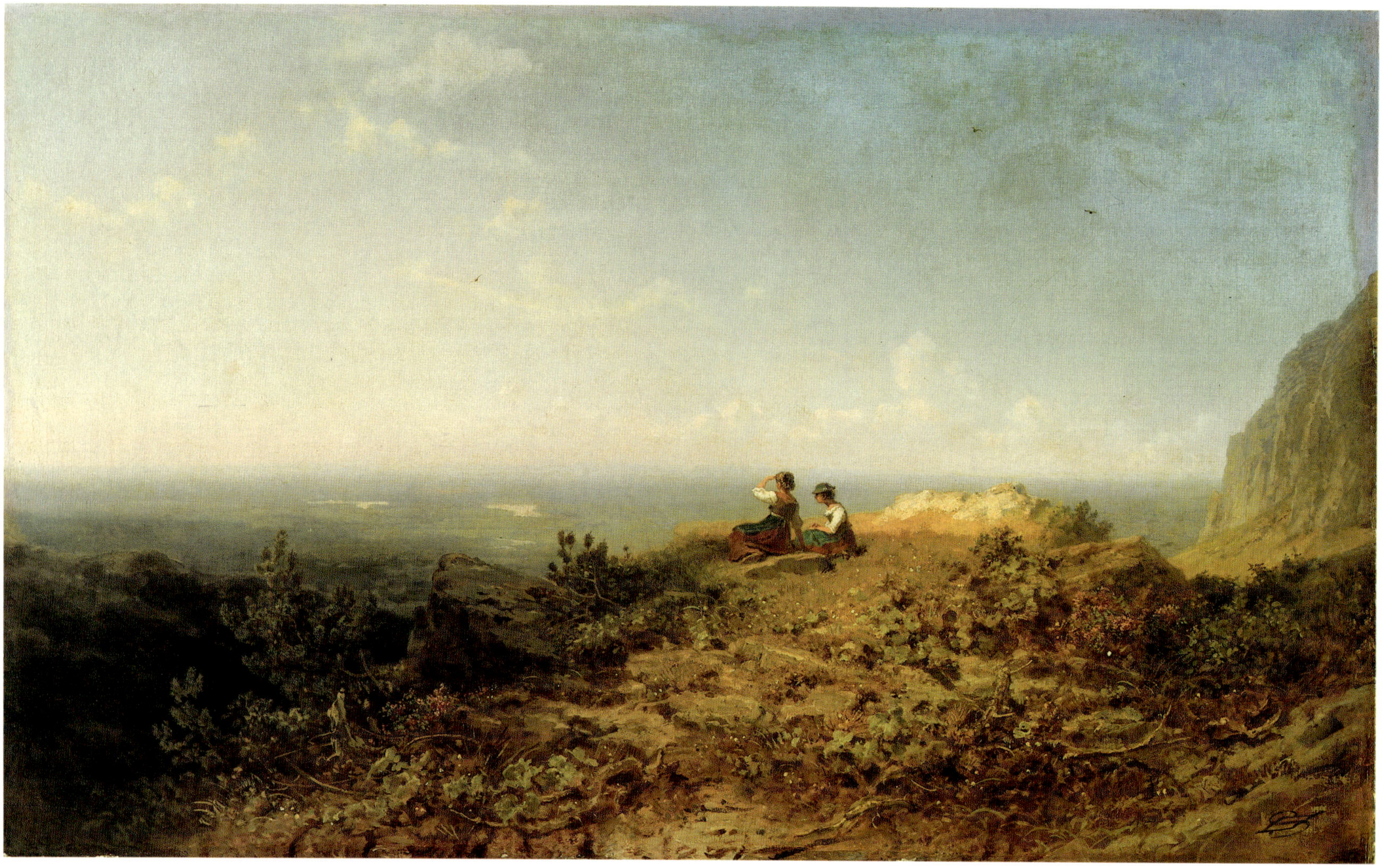

81, 82 Auf der Alm

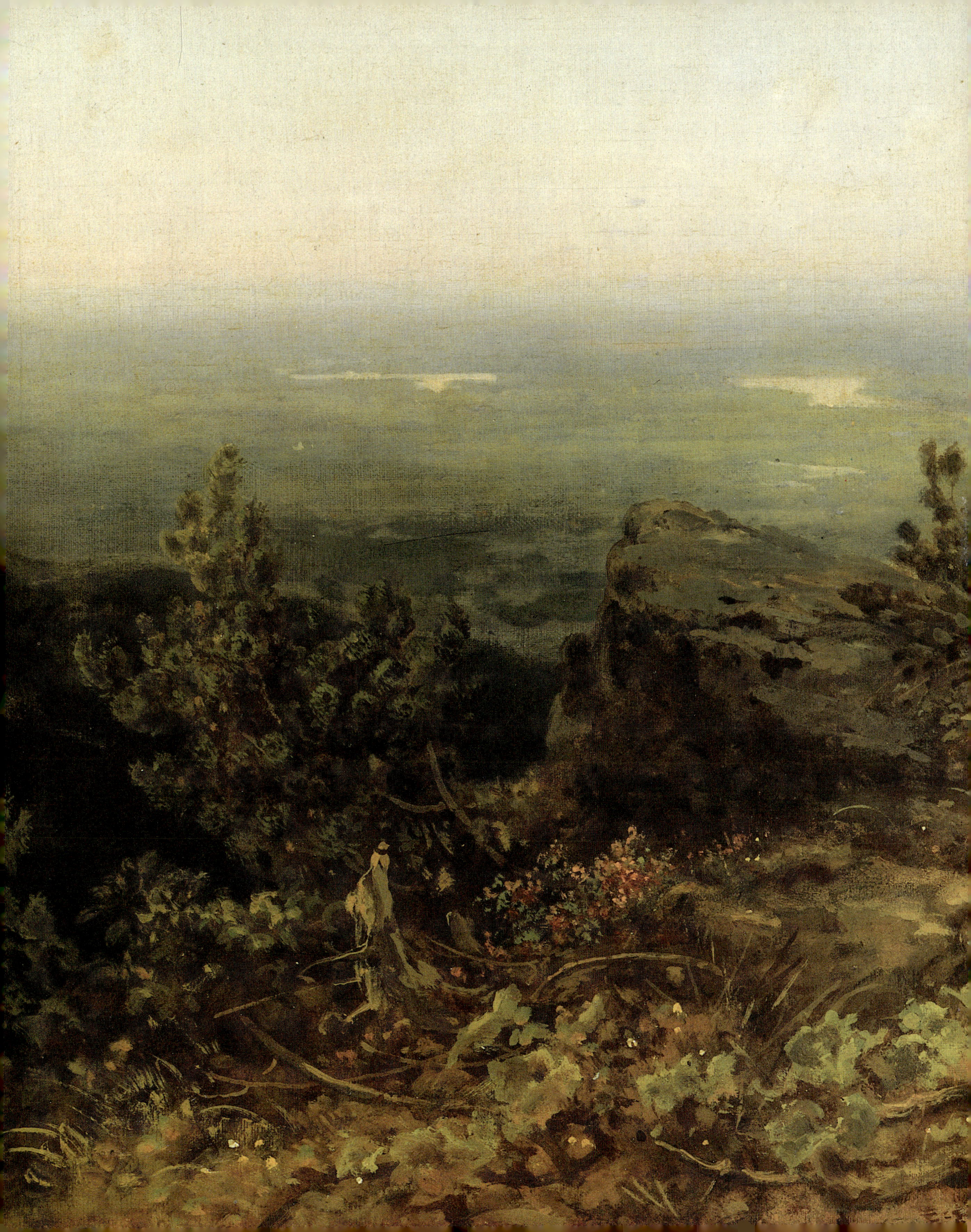

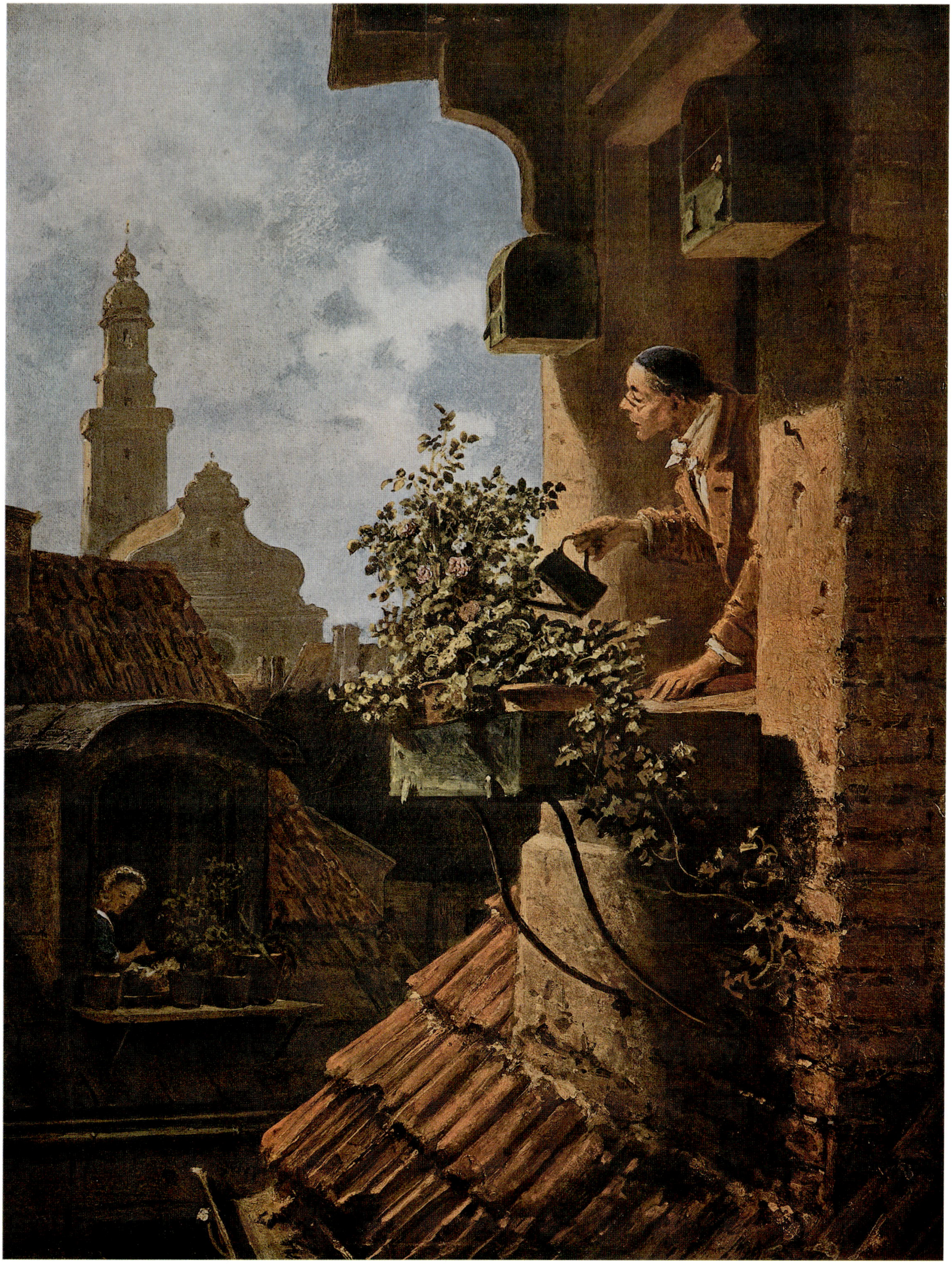

83 Drachensteigen
84 Im Dachstübchen

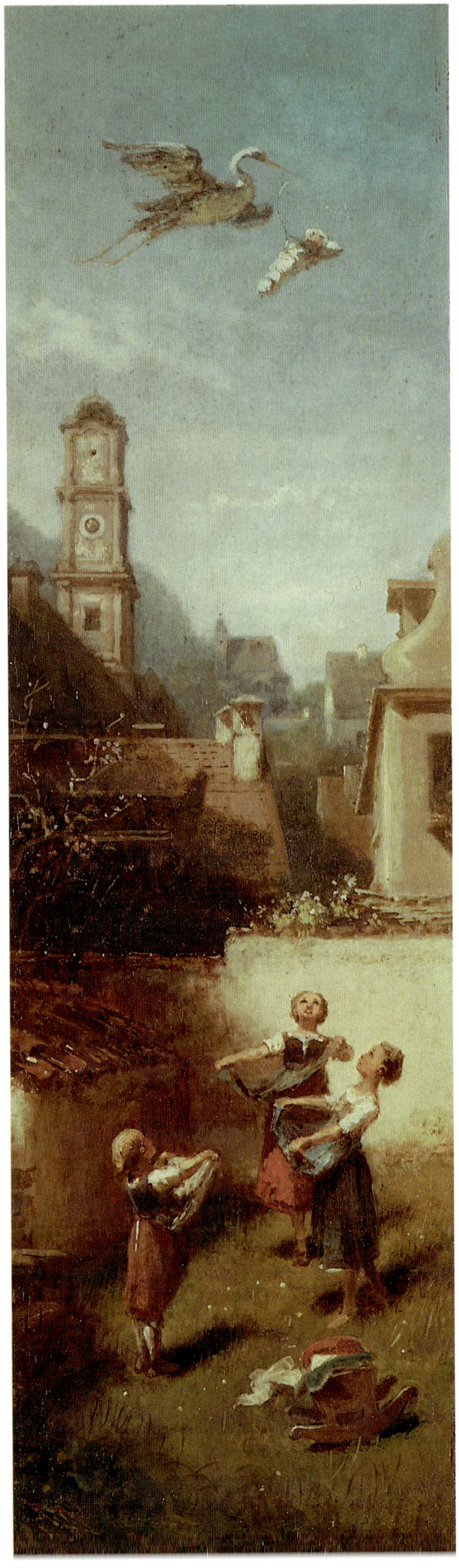

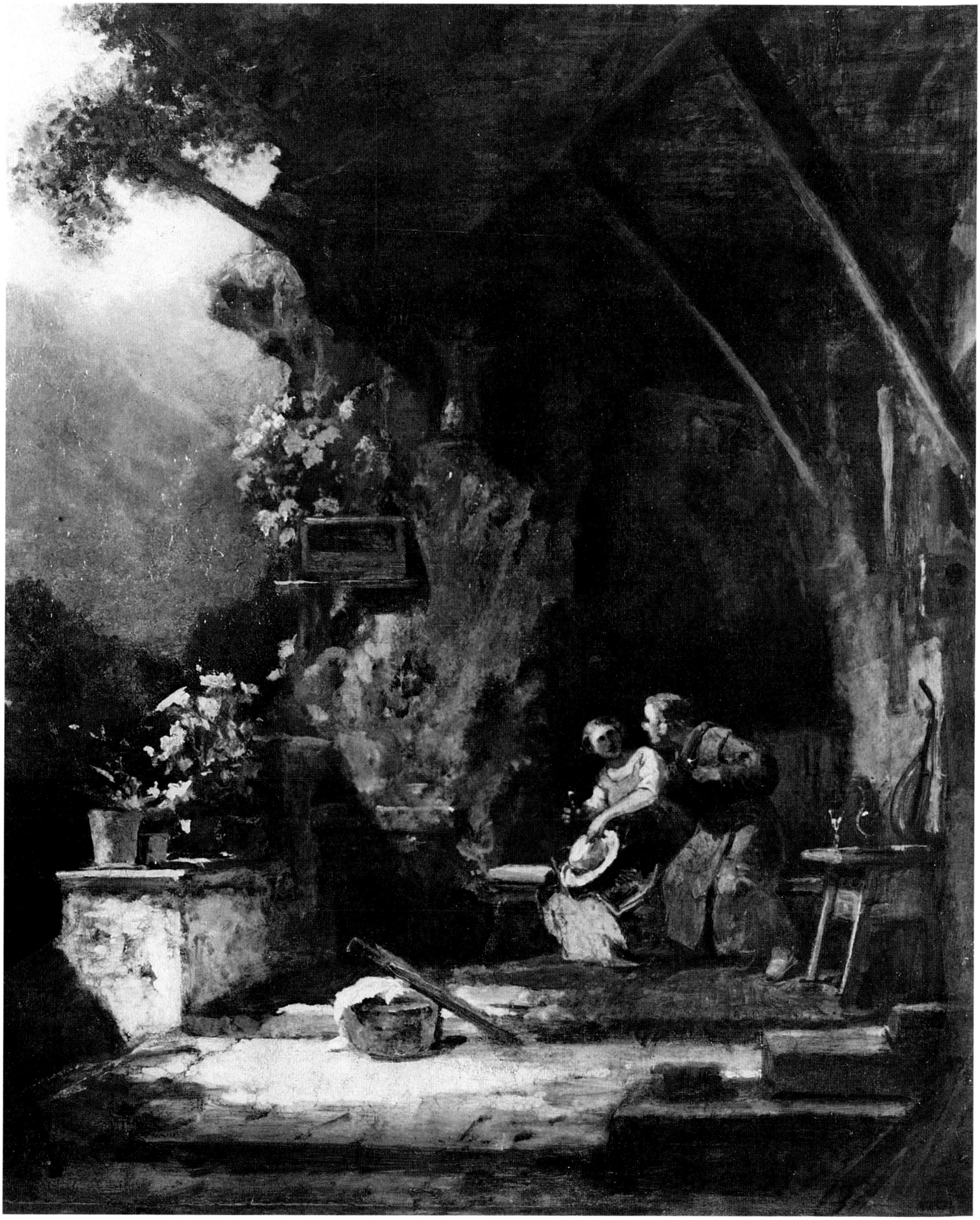

85 Der Klapperstorch
86 Der verliebte Einsiedler

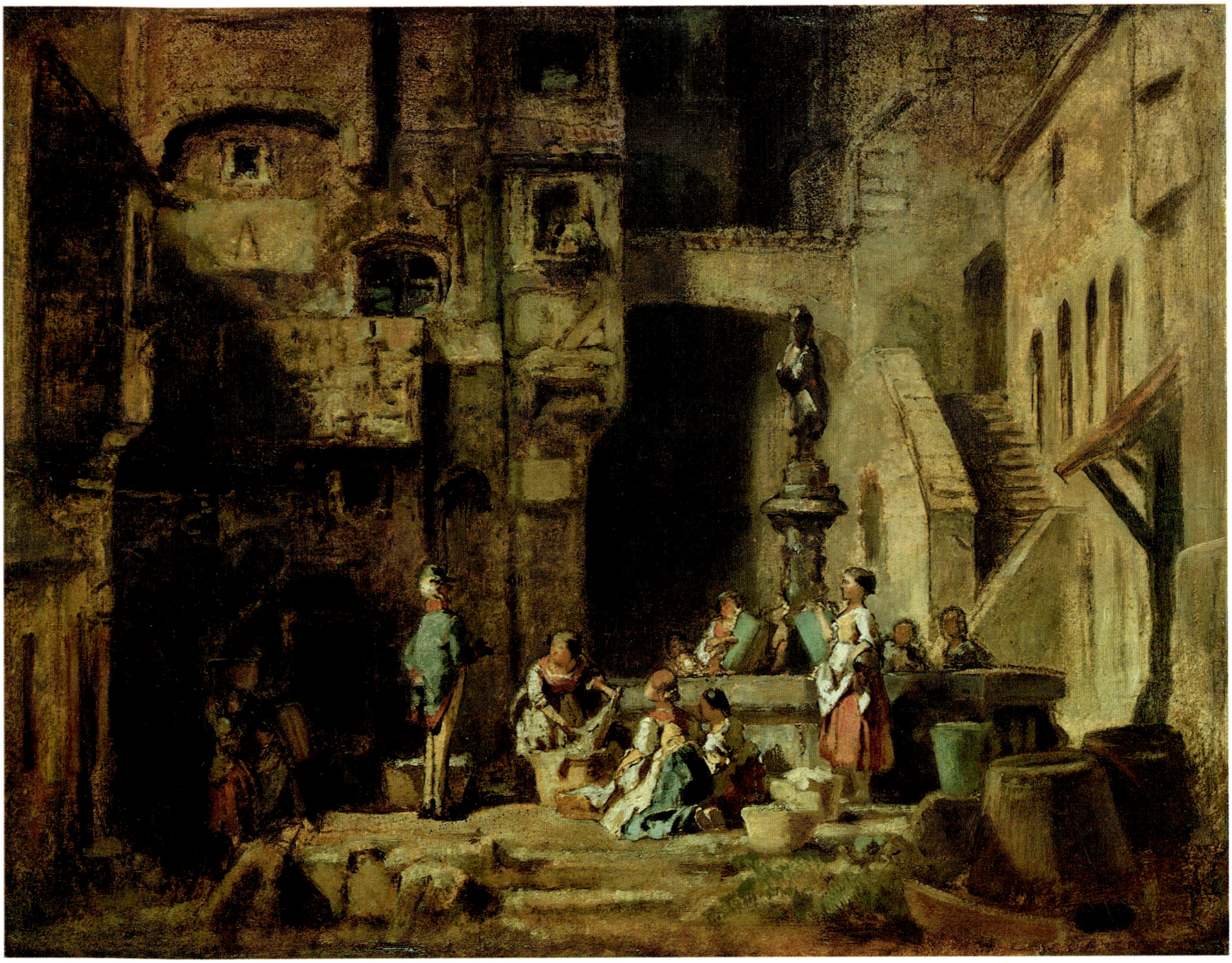

87 Wäscherinnen am Brunnen
88 Fahrendes Volk

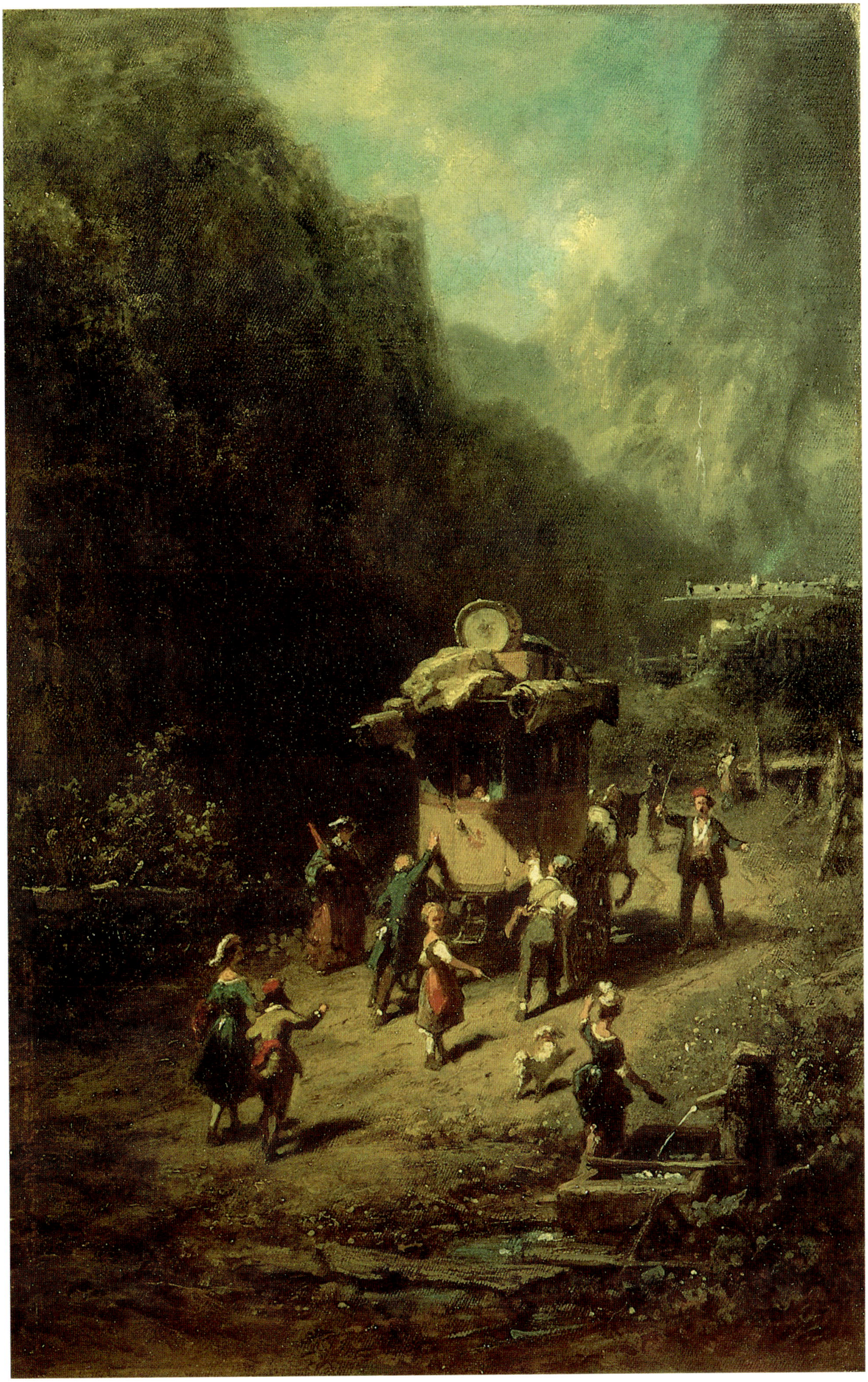

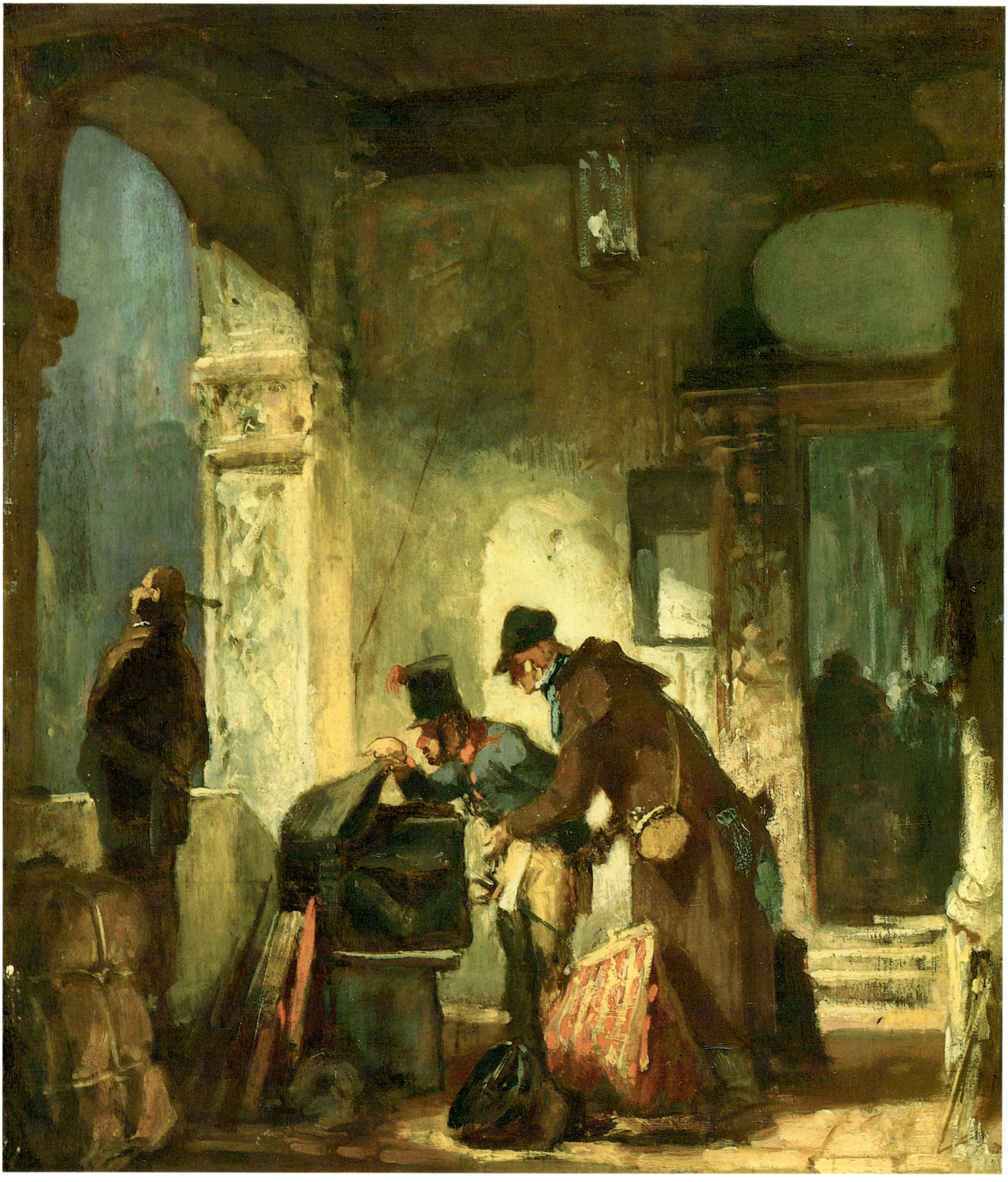

89 Zollrevision
90 Bei der Storchenapotheke

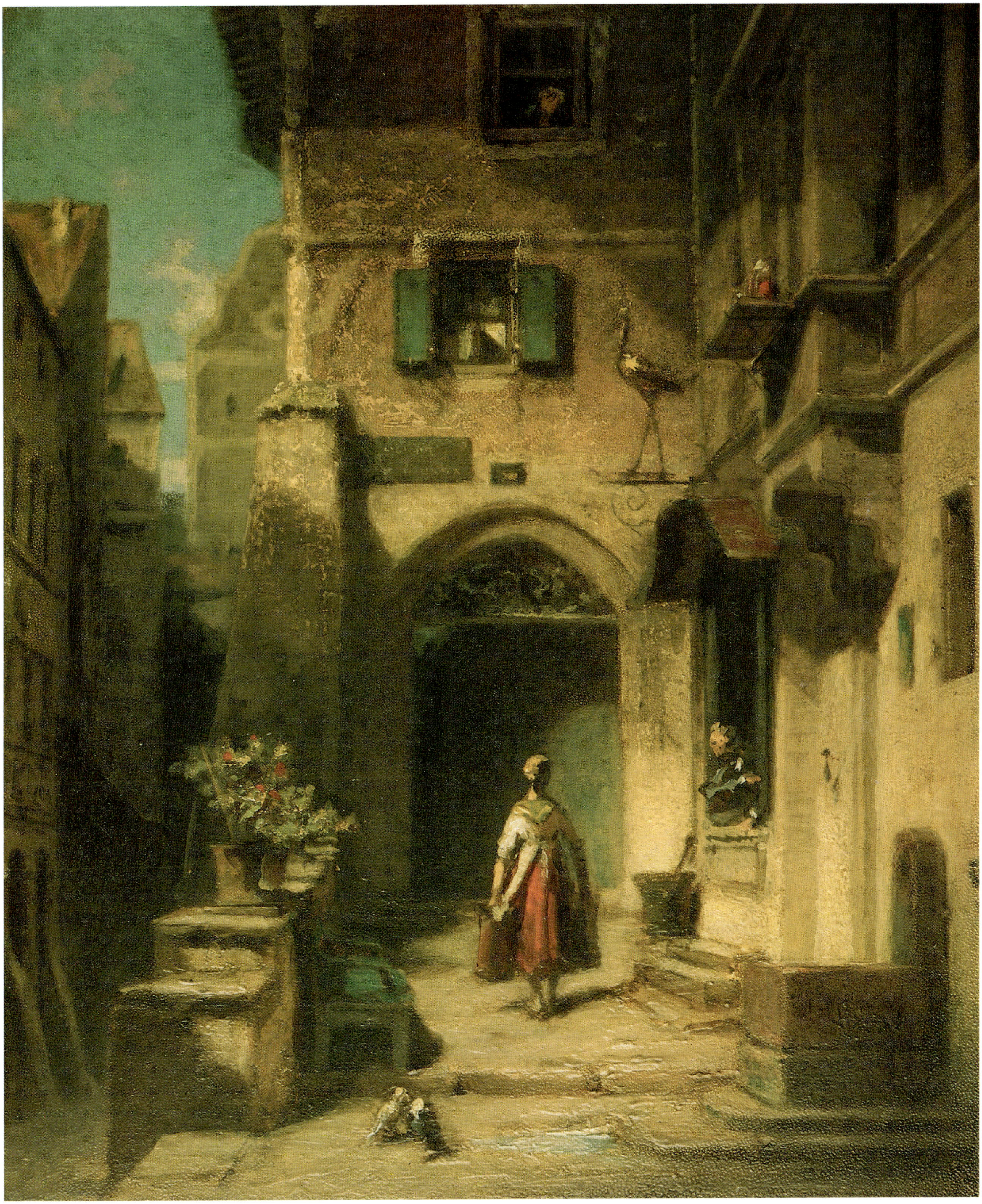

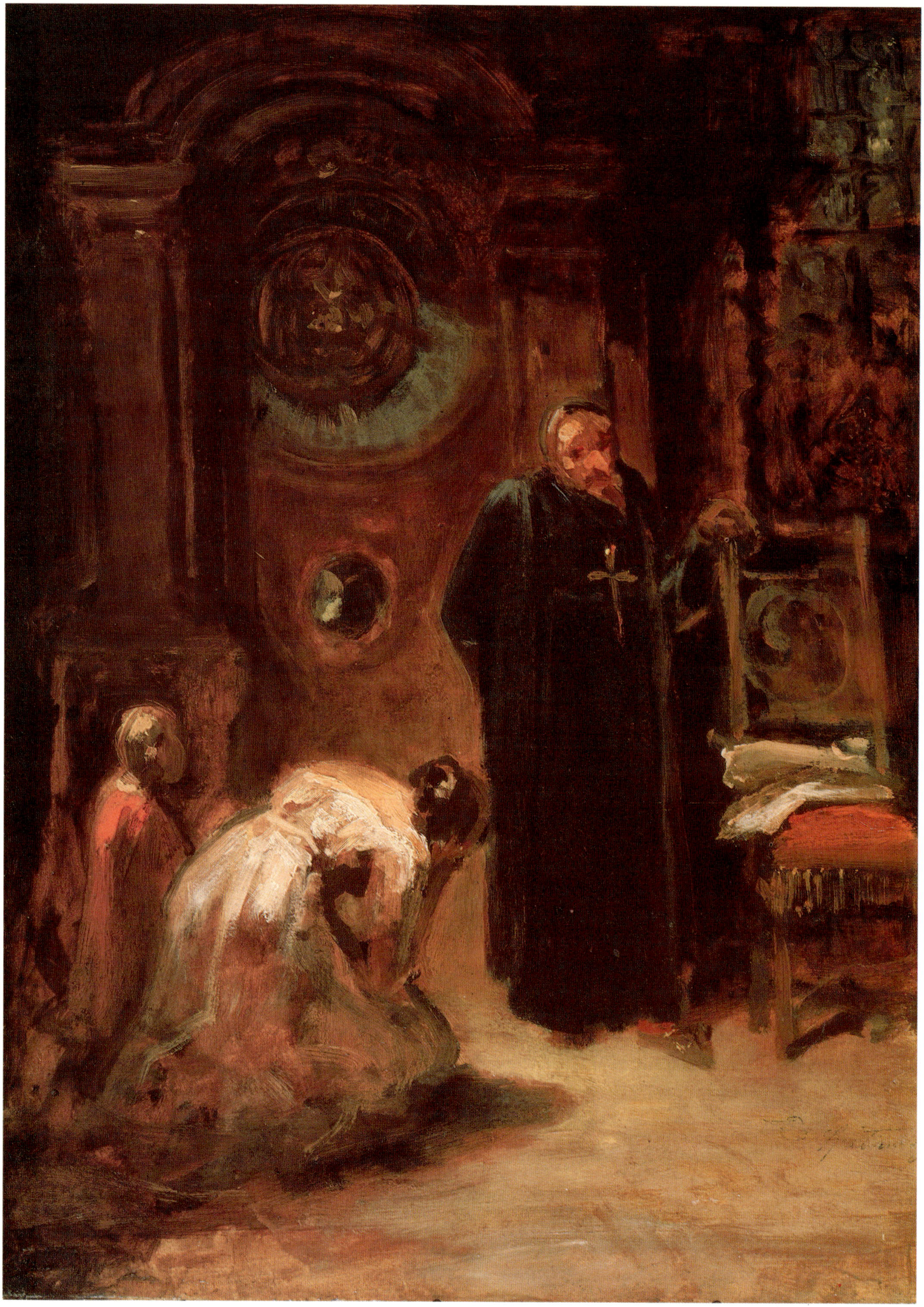

91 Die Beichte

ABBILDUNGSVERZEICHNIS

TEXTTEIL

Im Titel: Eduard Grützner, Nachzeichnung von 1906 nach der Zeichnung von 1884 »Spitzweg an der Staffelei«

Seite 7: Apotheker mit Schürze vor einem Mörser
Bleistift, 21,2 × 15,8 cm
Leipzig, Museum der bildenden Künste

Seite 8: Maler mit Lehrjungen, Homo pictor
Bleistift, 33,9 × 21,2 cm
Leipzig, Museum der bildenden Künste

Seite 10: Mann vom Rücken (Armstudie)
Bleistift, 20,3 × 33,8 cm
Leipzig, Museum der bildenden Künste

Seite 14: Bauernmädchen mit zylinderförmigem Hut und Markttasche
Bleistift, 32 × 19,8 cm
Leipzig, Museum der bildenden Künste

Seite 15: Häuserwinkel, 1843
Bleistift, 41 × 32,2 cm
Köln, Wallraf-Richartz-Museum

Seite 19: Studie zu dem Gemälde »Der Liebesbrief«
Bleistift und Tusche, 20,6 × 20,8 cm
Berlin, Staatliche Museen

Seite 20: Sieben humoristische Figuren
Bleistift, 16,4 × 32,2 cm
Leipzig, Museum der bildenden Künste

Seite 21: Zwei Norddeutsche beym Bock
Bleistift, 17,4 × 21,4 cm
Leipzig, Museum der bildenden Künste

Seite 25: Studienblatt mit Tänzerin
Bleistift, 32 × 15,2 cm
Leipzig, Museum der bildenden Künste

Seite 28: Junge Frau im Reisemantel, 1854
Bleistift, 15,9 × 20,2 cm
Dresden, Staatliche Kunstsammlungen

Seite 33: Kreuz am Waldrand
Bleistift, 21 × 17 cm
Halle, Staatliche Galerie Moritzburg

Seite 34: Studie zu einem Mönch
Bleistift, 20,3 × 32,7 cm
Leipzig, Museum der bildenden Künste

Seite 36: Lokomotive
Bleistift, 20,4 × 32,7 cm
Leipzig, Museum der bildenden Künste

Seite 37: Zollbeamter bei der Visitation
Bleistift, 23,2 × 20,3 cm
Berlin, Staatliche Museen

Seite 42: Reisende Gesellschaft, die neben der Postkutsche lagert
Bleistift, 20,8 × 32,1 cm
München, Staatliche Graphische Sammlung

TAFELTEIL

Abbildung 1: Der Rabe (um 1840)
Öl auf Holz, 36 × 27 cm
München, Bayerische Staatsgemäldesammlungen

Abbildung 2: Männliches Bildnis
Öl auf Leinwand, 34 × 28,5 cm
Privatbesitz

Abbildung 3: Der arme Poet, 1839
Öl auf Leinwand, 36,2 × 44,6 cm
Berlin, Staatliche Museen, 1989 gestohlen

Abbildung 4: Ausschnitt aus Abbildung 3

Abbildung 5: Der Gutsherr
Öl auf Holz, 24,5 × 31 cm
Wuppertal, Städtisches Museum

Abbildung 6: Der Schmetterlingsfänger (um 1840)
Öl auf Holz, 31,5 × 25 cm
Wiesbaden, Städtisches Museum
(Eigentum der Bundesrepublik Deutschland)

Abbildung 7: Der kurzsichtige Liebhaber
Öl auf Leinwand, 46 × 34 cm
Privatbesitz

Abbildung 8: Der Sonntagsspaziergang (1841)
Öl auf Holz, 28 × 34,5 cm
Salzburg, Städtisches Museum

Abbildung 9: Der Liebesbrief
Öl auf Leinwand, 24 × 21 cm
Berlin, Staatliche Museen, 1989 gestohlen

Abbildung 10: Ausschnitt aus Abbildung 9

Abbildung 11: Der Witwer (um 1845)
Öl auf Leinwand, 42,7 × 49,6 cm
München, Bayerische Staatsgemäldesammlungen

Abbildung 12: Schlafender Wachtposten
Öl auf Leinwand, 34,5 × 30 cm
Prag, Nationalgalerie

Abbildung 13: Badende Nymphen,
Öl auf Pappe, 26 × 36 cm
Berlin, Staatliche Museen (Charlottenburg)

Abbildung 14: Der Bücherwurm (um 1850)
Öl auf Leinwand, 49,5 × 26,8 cm
Privatbesitz

Abbildung 15: Frühstückslektüre
Öl auf Karton, 20,6 × 13,6 cm
Privatbesitz

Abbildung 16: Der Lieblingsplatz
Öl auf Leinwand, 39,7 × 22 cm
Hannover, Niedersächsisches Landesmuseum

Abbildung 17: Der Pfarrer (Lektüre)
Öl auf Pappe, 26,5 × 22 cm
Privatbesitz

Abbildung 18: Die Jugendfreunde (um 1855)
Öl auf Leinwand, 30 × 42,5 cm
München, Städtische Galerie im Lenbachhaus

Abbildung 19: Ausschnitt aus Abbildung 18

Abbildung 20: Der Geologe
Öl auf Leinwand, 44 × 34,5 cm
Privatbesitz

Abbildung 21: Das Ständchen (um 1854)
Öl auf Leinwand, 48,7 × 27 cm
Hannover, Niedersächsisches Landesmuseum

Abbildung 22: Die Postkutsche
Öl auf Holz, 27 × 25,5 cm
Hannover, Niedersächsisches Landesmuseum

Abbildung 23: Der Herr Pfarrer als Kakteen-
liebhaber
Öl auf Leinwand, 29 × 18 cm
Berlin, Staatliche Museen (Charlottenburg)

Abbildung 24: Der Briefbote im Rosenthal (um 1858)
Öl auf Leinwand, 73,6 × 46,5 cm
Marburg, Universitätsmuseum für Kunst- und
Kulturgeschichte

Abbildung 25: Der ewige Hochzeiter (um 1858)
Öl auf Leinwand, 48 × 27,5 cm
Privatbesitz

Abbildung 26: Der Abschied
Öl auf Papier auf Leinwand, 53,9 × 32 cm
München, Bayerische Staatsgemäldesammlungen

Abbildung 27: Ausschnitt aus Abbildung 26

Abbildung 28: Spanisches Ständchen (1855/56)
Öl auf Leinwand, 67,5 × 53,3 cm
München, Bayerische Staatsgemälde-
sammlungen

Abbildung 29: Straße in Venedig
Öl auf Holz, 32 × 16 cm
Berlin, Staatliche Museen (Charlottenburg)

Abbildung 30: Kinder im Walde
Öl auf Leinwand, 55,9 × 33,3 cm
Privatbesitz

Abbildung 31: Liebespaar im Walde
Öl auf Leinwand, 31 × 25 cm
Kassel, Staatliche Kunstsammlungen

Abbildung 32: Italienische Straßensänger (um 1855)
Öl auf Leinwand, 46,5 × 26 cm
Hannover, Städtische Galerie

Abbildung 33: Frauenbad in Dieppe (1857)
Öl auf Leinwand, 37 × 65 cm
Berlin, Staatliche Museen

Abbildung 34: Ausschnitt aus Abbildung 33

Abbildung 35: Der Hagestolz
Öl auf Holz, 38,2 × 46 cm
Leipzig, Museum der bildenden Künste

Abbildung 36: Badende Frauen
Öl auf Leinwand, 53,2 × 32 cm
Hannover, Niedersächsisches Landesmuseum

Abbildung 37: Institutsausflug (um 1860)
Öl auf Leinwand, 31,9 × 53,8 cm
München, Bayerische Staatsgemälde-
sammlungen

Abbildung 38: Ausschnitt aus Abbildung 37

Abbildung 39: Institutsspaziergang
Öl auf Pappe auf Holz, 16,5 × 29,2 cm
Düsseldorf, Kunstmuseum

Abbildung 40: Der Blumenfreund
Öl auf Leinwand, 38 × 30,5 cm
Görlitz, Städtische Kunstsammlungen

Abbildung 41: Der Sterndeuter
Öl auf Leinwand, 48 × 27,5 cm
Hamburg, Kunsthalle

Abbildung 42: Der Alchimist
Öl auf Leinwand, 36 × 38 cm
Stuttgart, Staatsgalerie